当记忆 褪色后

不一样的认知障碍照护指南

[美] 蒂帕·斯诺 著

雨 珂 译

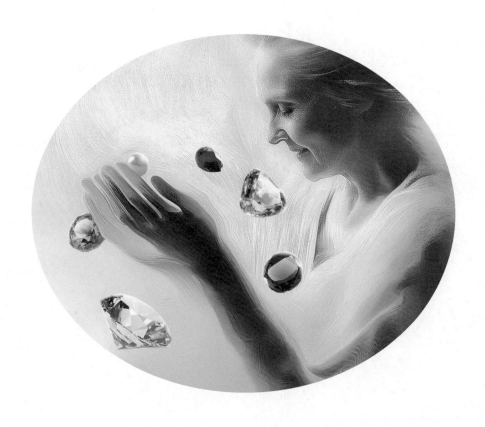

上海科技教育出版社

发现认知障碍人群变化过程中的独特和珍贵之处。

帮助你认识并释怀身体已经失去的能力，学会运用已有的能力并为之感到庆幸，让生活变得更有价值，直到生命旅程结束。

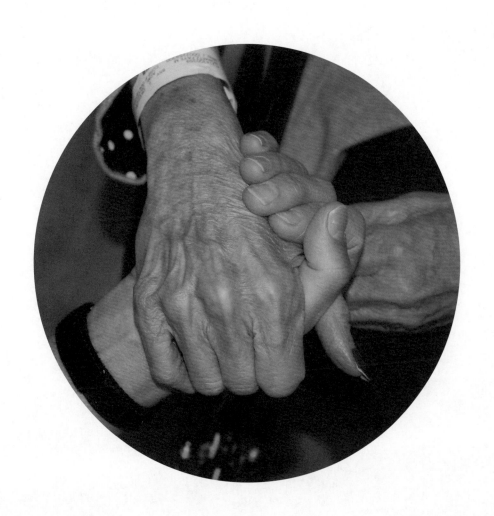

关于作者

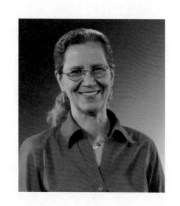

　　蒂帕·斯诺（Teepa Snow）是一名职业治疗师，毕业于杜克大学（Duke University），并拥有北卡罗来纳大学教堂山分校（the University of North Carolina in Chapel Hill）的硕士学位。她在杜克大学护理学院（Duke University School of Nursing）和北卡罗来纳大学教堂山分校医学院（University of North Carolina at Chapel Hill School of Medicine）担任临床职务。她通过丰富多样的工作经历和生活经历积累了自己的知识和技能。她曾于医院、康复中心、退休社区、疗养院、家庭护理、安宁疗护和社区环境中任职。

　　蒂帕·斯诺曾在大学任教，授课对象涵盖副学士学位到博士后。蒂帕在神经病学护理领域中有丰富的经验，与老年病学的临床研究人员在头部受伤、卒中和其他中枢神经系统衰竭方面开展合作。她曾担任北卡罗来纳州东部阿尔茨海默病协会的首席培训师和教育总监。在那里，她帮助制订了培训计划和制作了培训视频，供美国的全国性组织使用，为照护认知障碍人群做好准备。

四十多年来，她一直以改善认知障碍照护质量为使命，通过培训、书籍和DVD（已经在30多个国家销售），影响了全世界数百个组织。正是通过这种丰富、充满机遇和挑战的职业生涯，蒂帕才能成为认知障碍照护方面公认的领导者。

前言

大脑的变化——什么是认知障碍

在谈到任何类型的认知障碍时，通常认为是大脑的变化或脑功能衰退。公平地说，即便没有患上认知障碍，我们的大脑也会经历变化。当饥肠辘辘的时候，你有没有发现自己缺乏耐心或变得脾气暴躁？当你睡眠不足或在重重压力之下时，这些变化会不会更明显呢？

和认知障碍不同，对于这些大脑正常的变化而言，只要有充足的营养、睡眠或休息，我们的大脑功能就会恢复正常。而认知障碍是化学物质及生理结构的变化进展阻止大脑恢复正常功能。这并不是说有了营养、睡眠、休息就不会影响认知障碍人群的大脑，只是大脑无法通过这些手段恢复到患认知障碍之前的状态。

了解大脑的基本工作原理，将帮助我们更清楚地认识到：随着认知障碍的发生，有些变化是无法逆转的，但我们也可以最大限度地提升能力，让生活更加美好。

在你阅读本书时，我将竭尽所能，做到如下几点。

● 描述大脑中的变化。

● 帮助你了解这些变化如何影响个人及其对外界的体验。

● 提供"宝石状态模型"和可以尝试的事情，从而使每个人都能更成功、更快乐，且都能找到更和谐的相处之道。

最后一项可能最重要。我们的目标是当有人生活在这种不断变化的环境中时，可以为他们提供更好的支持和照顾，并帮助他们充分地享受当下的生活。通过了解正在发生的变化和未来仍然可能发生的变化，我们可以进行更积极的互动、更积极的交流以及更有效的沟通，并为所有相关人员提供更实用和挑战性更小的护理方法。

在运用现有的认知障碍进展评级体系 20 多年后，我发现它们还不够全面，因此在这个基础上提出了"宝石状态模型"。

● 在现有的体系中，第一个体系是由阿尔茨海默病协会推广并使用的。这是一个三分制体系，1、2、3 分别对应早期、中期和晚期。虽然只能让我们大致了解一个人处在疾病过程中的哪个阶段，但这个体系仍然是有用的。遗憾的是，大多数人被确诊的时间是在中期，而不是早期。由于家人和护理人员对这一情况暂未发觉，他们认为患者还处于早期认知障碍阶段，因此，他们对患者当下的认知能力会期望过高。他们没有意识到的是，在过去 1~5 年间，患者可能在不知不觉中一直努力应对早期的认知障碍问题。

● 赖斯贝格 (Reisberg) 博士提出了第二个体系，称为总体衰退量表 (Global Deterioration Scale, GDS)。这是一个 7 期的量表，分 1~7 期，其中 1 期表示正常，没有认知能力下降，7 期表示有非常严重的认知能力下降（重度认知障碍）。这个量表重点关注的是人们失去了什么，处于这个阶段的人群不能再做什么，以及他们的哪些能力会恶化。这个体系是精确的，它强调了认知障碍人群认知丧失的模式，与我们在婴儿、儿童和青少年中看到的正常生长发育情况正好相反。如果患者患有典型的认知障碍，如阿尔茨海默病，那么这个体系的应用效果最佳，但对于血管性痴呆、路易体痴呆或额颞叶痴呆则效果不佳。这些认知障碍没有标准的进展模式，因此，这个体系用处不大。

● 第三个体系是由一位职业治疗师提出的，她在临床工作中会和有各种认知问题的人打交道。该体系基于她的认知功能障碍理论，这些认知水平被称为"艾伦认知水平"（Allen cognitive levels）。这个体系共有 6 个级别（从 6~1——1 最严重，编号与其他 2 个体系相反）。这个体系最大的优势是它关注的不仅是认知障碍人群所丧失的能力，它更关注人们仍然对什么感兴趣，他们能够做什么，以及什么样的环境支持、照护行为和护理提示会对不同认知水平的人群有所帮助。基于各种因素、压力和帮助的情况下，人们可能出现合并的认知水平，并且可以在一天或一项任务中，在不同的认知水平之间转换。我真的很喜欢这个体系，但它存在 2 个主要问题：一个问题是，与其他 2 个体系相比，它的认知水平编号方向相反，意味着因为编号的关系，我们在认知水平评级方面总是会有分歧；另一个问题是数字总是有意义的，1 比 6 要小，第一比第六要好。

所以，我在寻找一个可以有些不一样的体系。我希望这个体系能够做到以下几点。

● 帮助我们了解认知障碍人群依然保留的技能，并学习如何支持和使用这些技能。

● 提供一种持续性的方式，让我们可以根据认知障碍人群所能做的事情，以及他们需要帮助才能做的事情，来调整或构建合适的环境、任务和我们能提供支持的工作，从而为他们提供获得成功的最好机会。

● 以一种不带过大压力和价值观的方式交谈。

● 建立一个可供外行和专业人士使用的体系。

● 以不伤害或冒犯认知障碍人群的方式沟通他们的能力。

认知障碍人群在任何时候都在尽自己最大努力。我们应该认识到这一点，并努力找到支持他们的方法，这样我们才能一起成长。

当看到下面这幅图片时，请思考大脑中的任何一个区域的变化或损伤会对功能产生怎样的巨大影响，这将有助于我们了解认知障碍人群的生活状态。

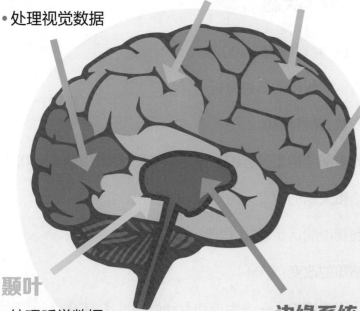

顶叶和额叶
- 处理感觉数据、发送行动信号到脊柱神经

枕叶
- 处理视觉数据

前额叶
- 逻辑和理智
- 冲动控制
- 思考分析
- 对自我的认知
- 对他人的认知
- 启动、排序、完成

颞叶
- 处理听觉数据
- 听力、理解力、语言生成、词汇、节奏等相关技能

边缘系统
- 原始脑
- 生存能力
- 冲动

大脑变化对功能的影响

目录

下篇：认知障碍照护指南

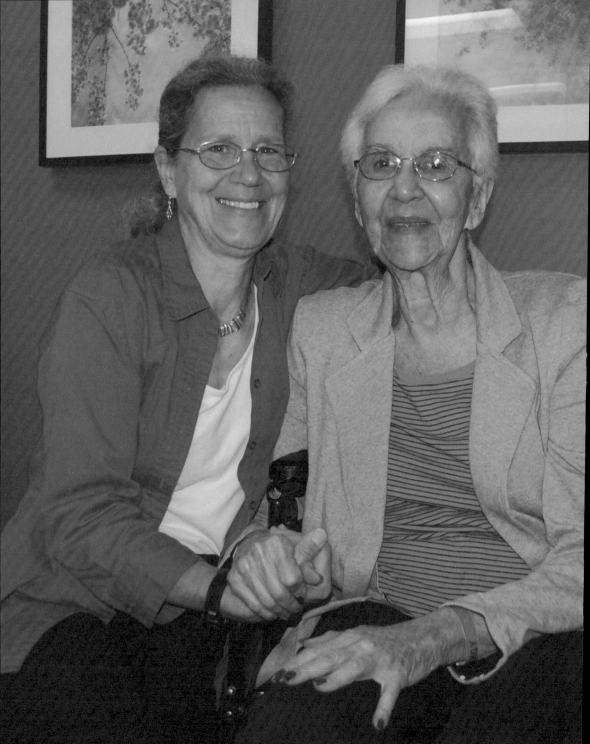

上篇
了解不断变化的大脑

我尽量不生气，但这对我来说很难。眼睁睁地看着这些变化发生却无能为力的感觉令人难过。

——深受困扰的家庭成员

我听过很多关于认知障碍的不同说法，很难明确该相信什么。有时人们假装什么都没有改变，但我发现现在很多事情都不同了。

——一直对此十分关注和好奇的人们

第一章

不论过程，究其原因

当人们了解我的日程安排或询问何时能与我安排会面时，我会仔细查阅手机日历，寻找合适的空闲时间。在此过程中，我时常会听到这样一句评价："真不知道你是如何做到这一切的。"

事实上，问题的关键并不在于我是如何做到的。诚然，实现这一切并不容易，它时而令人筋疲力尽，时而令人感到沮丧，同时还需要展现极高的灵活性和即时解决问题的能力。然而，我之所以能够成功地应对这些挑战，是因为我从中获得了巨大的回报。这种回报并非经济上的收益，而是那些神奇、非凡的馈赠——拥抱、泪水、意见、情绪、故事，以及那些被改变的人脸上的表情。此外，我还收到许多反馈，关于他们如何利用新的认识、知识或技能来改善人际关系、提升工作效能以及提高生活品质。这些反馈证明了我的付出并非徒劳，因为在我提供的服务中，至少有受益者以某种方式受到了影响，进而为他们及其周围的人改变现状开启了一扇通往新空间、新观点和新视角的大门或窗户。这种成就感和影响力正是我的精神动力，它不断充实着我的灵魂。我致力于帮助他人，并通过他们将这些帮助传递出去，从而打破我个人力量的局限。我深知，这才是使一切成为可能的关键所在。

至于我如何实现这一点，这其中的过程颇为复杂。**实际上，我无法仅凭一己之力完成这项任务**。事实上，我也从未独自尝试过。在我们共度的四十余载婚姻生活中，我的丈夫迪克始终在各个方面给予我坚定的支持。尽管他很少能够陪伴我踏上那些充满激情的旅程，但他从一开始便协助我处理生活中的各种繁杂财务及其他事务。在迪克尚担任全职工作期间，我基本上独自承担着这些工作，负责往返于美国和加拿大各地的所有旅行、机票预订、账单、服务、幻灯片放映、沟通联络及其他事项。我还为佐治亚州的一家养老机构提供咨询服务，并积极参与阿尔茨海默病协会北卡罗来纳州东部分会的工作。

我逐渐认识到，即便我每年有 250 天外出进行演讲和咨询活动，能接触到的人也是有限的，与有需求的人见面的次数也是有限的。我想帮助从事认知障碍治疗工作的人们了解的信息之一就是，**你需要一个团队**。也就是在那时，我意识到，我也需要一个团队。为此，我开始与佛罗里达州的一个团队紧密合作，致力于将我的研讨会内容转化为 DVD 形式，以便更多人能够根据自身情况妥善安排时间，在家中自主观看学习。我为许多相比于看视频更加喜欢阅读的人们撰写了一本书，但我也只是触及皮毛而已。我怎样才能帮助更多的人改善他们的认知障碍照护工作？靠我自己吗？靠一整个团队！

我很幸运能和团队中一些了不起的人共事。虽然无法在此详尽列出他们的姓名，以免遗漏，但我希望让他们都知道他们对我来说有多重要，他们对我的帮助有多大。我深知，在认知障碍照护领域，并没有一套普适的万能之法，因个体差异显著，每位患者的需求不尽相同。

个人客户期望我们提供更多的视频资源；机构单位则希望我们对其员工进行专业培训；而团体客户则希望我们能协助其提升整体照护水平。认知障碍不仅发生在美国，我也曾受邀前往加拿大、英国等地，直至本书撰写期间，我仍在波兰和澳大利亚进行演讲交流，还持续收到来自世界各地的邀请。

那么，回到最初的问题——我是如何做到的，我可以将其归结为一项使命。我致力于帮助那些目前患有认知障碍或其他脑部疾病的人群及其照护者，因为未来的某个时刻，我自己或许也将需要此类帮助。为了坚定我的目标，保持头脑清醒，我时常深思那些我敬仰的人讲过的箴言。

> 如果你想在这个世界看到改变，那么自己先成为改变的那个。
>
> ——圣雄甘地

> 与其诅咒黑暗，不如点燃蜡烛。
> 要求别人做你自己不愿意做的事，是不公平的。
> 你必须做你认为自己做不到的事情。
> 我想，在孩子出生时，如果母亲能要求仙女教母赋予孩子最有用的礼物，那一定是好奇心。
>
> ——埃莉诺·罗斯福

> 上帝赐予我平静去接受我不能改变的事情，赐予我勇气去改变我能改变的事情，赐予我智慧去区分两者。
>
> ——圣方济各

至于我，会这样做。

⬤ 我会尽最大努力，通过我的工作，让一切变得更美好。

⬤ 我会努力创造并带来新的可能性，而不是对还未发生的事情感到沮丧，或者更糟糕的是，对已经发生的事情感到沮丧。

⬤ 我尽量不要求别人解决连我自己都不愿意去处理的问题。

⬤ 显然，我有一位超棒的仙女教母，因为我永远对有可能会发生的事情和接下来会发生的事情充满好奇心。

⬤ 最后一句是，我需要宁静、勇气和智慧。好吧，我仍在为此努力奋斗。

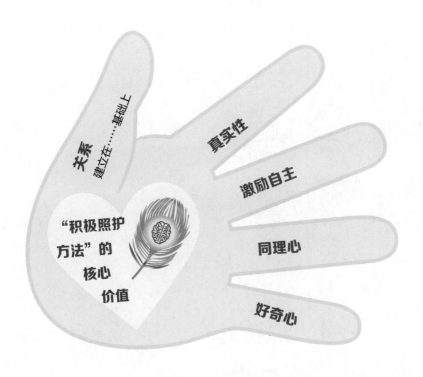

图1　"积极照护方法"的核心价值

"积极照护方法"的使命：利用我们的天赋和能力来培养意识、传播知识并传授技能，将当前的做法转化为更积极的认知障碍照护文化。

"积极照护方法"的愿景："积极照护方法"通过打造具有包容性、通用性的社区来改善大脑发生变化的人群的生活和关系（图1）。

第二章

关于对认知障碍的
信息分析

在过去几年里，我们对认知障碍有了更多的了解。

现在，我们知道对此更准确的说法是**神经退行性变**。这是一种大脑中的神经元逐渐退化和死亡的疾病。

科学家重新研究了认知障碍中的一种主要疾病——阿尔茨海默病，认为阿尔茨海默病发病的诱因可能是神经胶质细胞、炎症、大脑营养和 tau 蛋白畸形导致的一连串事件。相关研究工作仍在进行中，答案尚不确定。

人们在降低患病风险、中止或放缓发病前到发病的这一进展阶段作出了巨大努力。一些研究人员认为这可能就像预防艾滋病（AIDS）一样。即便个体面临高风险，只要阻止感染人类免疫缺陷病毒（HIV），且病情不再恶化，则依然有望实现健康长寿的生活状态。

1998 年，当我在北卡罗来纳大学教堂山分校医学院的老龄化项目中执教时，我协助编写了一本《老年医学实践要点手册》（*Handbook of Geriatric Practice Essentials*）。该手册由阿斯彭（Aspen）出版社出版，是非常早期的合作出版物。在这本书中，我把认知障碍作为一个大类别来描述，而老年认知障碍阿尔茨海默病（Senile Dementia Alzheimer's Type，SDAT）则是年长者患认知障碍的主要形式。之所以使用英文缩略语"SDAT"，是为了代替一些不太友好和不准确的用语，如衰老和器质性脑综合征（OBS）。同时，我们认为动脉硬化可能也是 SDAT 的表现形式之一。

1995 年，我在养老院教学项目工作时，开始在演讲中使用伞形图（图 2）代表我们所说的认知障碍。在这把早期的伞形图下，我在一个大方框里列出了"阿尔茨海默病"这个术语，并在其下列出 2 种分类形式：**早发性**和**正常发病**。我又加了一个小方框，称之为"其他认知障碍"。当时，人们普遍认为阿尔茨海默病是绝大多数认知障碍的表现形式，而其他类型的认知障碍则非常罕见。在某种程度上，人们普遍有一种心照不宣的认知，即认为 65 岁以后患上阿尔茨海默病是一种相当正常的现象。因此，它被称为"正常发病"。然而，事实并非如此。

后来，我更新了伞形图（图 3），以帮助人们理解阿尔茨海默病和认知障碍这两个术语之间的区别。当时，我被认为是与众不同的，因为我把所有的认知障碍类型都细分出来，进一步解释"认知障碍"这个概括性术语，而不是使用最常用但不准确的词语——阿尔茨海默病。

我认为血管性痴呆应该受到更多重视，其他人则认为它无足轻重。事实证明，我是正确的。血管性痴呆在神经退行性变中的占比为 20%~30%，它通常与阿尔茨海默病或其他认知障碍同时出现。另外，在所有认知障碍中，它是最有可能通过识别脑循环问题的早期信号，并采取干预措施，实现减缓或阻止恶化的疾病之一。如果我们在年轻

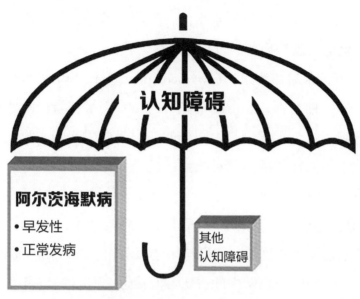

图2 蒂帕于1995年创制的伞形图

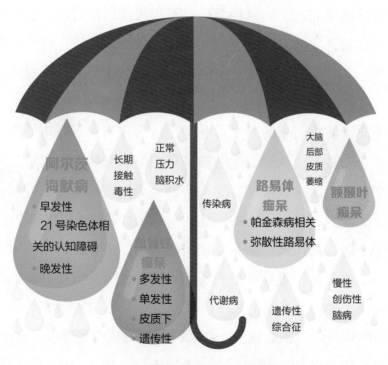

图3 蒂帕修改后的伞形图

时就努力将血压控制在较低水平内，控制好血糖，关注心脏和大脑健康，也许就可以改变病变的进程或速度。

2018 年，路易体痴呆（Lewy body dementia，LBD）被公认为神经退行性变的一种类别，是由脑细胞中的 α-突触核蛋白畸形引起的。人们注意到，帕金森病也是由同样的畸形蛋白引起的，我们可以通过初期症状来预测伴发的是哪种疾病。但是，在某些情况下，一个人可能同时患有这两种疾病。

人们对于路易体痴呆的关注程度也发生了变化。目前，人们认为路易体痴呆是相当常见的，如果与帕金森病相关的认知障碍合并统计，两者在所有认知障碍病例中的占比可能接近 30%。2017 年，路易体痴呆协会更新了该疾病的诊断标准。目前美国联邦政府已设立卓越研究中心来更好地研究和了解这种疾病以及相关的医疗行动，以便协助诊断、缓解症状，或者为路易体痴呆人群提供照护支持。这些举措旨在为医疗服务、临床服务、患者家庭成员及路易体痴呆人群提供有效信息，从而改善照护质量。

基于此，随之而来的结果可能是，误诊和照护不当事件的发生频率会减少。随着人们认知程度的提高和获取信息能力的提升，精神科或急诊室可能会减少收治不必要的病例。更重要的一点也许是，根据患者现有的能力、不时出现的症状，以及因使用药物或干预产生不良反应而带来的**极高风险**，路易体痴呆会被诊断出来。另外，对幻觉、妄想或睡眠障碍等常见症状处理不当和误治的风险可能会降低，进而有望改善认知障碍患者的生活质量。

自 2010 年起，我们对额颞叶痴呆（FTD）的领悟和理解也有所加深。了解这种疾病的各种类型和形式确实很重要。现在，认知障碍照护文化体系的成员普遍承认，额颞叶痴呆是最常见的早发性认知障碍类型。综合来看，该疾病实际上比早发性阿尔茨海默病更常见。额颞叶退化协会（theAFTD.org）为那些深受额颞叶痴呆困扰的人们提供了大量的前沿信息与支持。虽然这种认知障碍有多种形式，但额颞叶退化协会已将它们进行分类，并且纳入了一些其他疾病，其归类方式与许多其他系统和来源略有不同。在不久的将来，也许人们会对此达成一些共识。

● 美国国家生物技术信息中心（ncbi.nlm.nih.gov）创建了一种使用超声波聚焦和微气泡打开血脑屏障的测试，旨在减少淀粉样 b 斑块和 tau 蛋白磷酸化，以提升整体的认知表现[1]。

● 事实证明，额颞叶痴呆和肌萎缩侧索硬化（ALS）在遗传学、临床症状和神经病理学上都有关联。这促进了合作型和跨疾病的研究途径的发展。我们对 ALS 的了解可能会对 FTD 患者（至少是部分 FTD 患者）的治疗有所帮助，反之亦然。

● 关于阿尔茨海默病，在 2017 年 12 月，美国国家衰老研究院（nia.NIH.gov）创建了一个联盟，以加强对阿尔茨海默病治疗的研究。该联盟整合了一流的研究人员和实验室，以组织性更强、协调更密切的方式推进研究工作。**一个有趣的发现是，肠道细菌、肠道健康与大脑健康**[2]

---

[1] Souza RMDCE, da Silva ICS, Delgado ABT, da Silva PHV, Costa VRX. Focused ultrasound and Alzheimer's disease A systematic review. Dement Neuropsychol.2018;12(4):353–359. doi: 10.1590/1980–57642018dn12–040003

[2] Bodogai M, et al. Commensal bacteria contribute to insulin resistance in aging by activating innate Bla cells. Science Translational Medicine. 2018 Nov 14;10(467). doi: 10.1126/scitranslmed.aat4271.

紧密相关，至少对动物来说是这样。这意味着，我们当中的许多人长期普遍接受的观点开始被承认是正确的：血脑屏障并不像我们之前认为的那样牢固，我们饮食的结构及分量的确对大脑健康有影响。

伴有不同认知障碍的人群开始积极、主动地维护自己的权益，照护者也不再是沉默的受害人和旁观者。他们寻求所需的资源，以便提供更好的支持和照护，并试图从过去的桎梏中解放出来——之前照护者都是"孤军奋战"，因疲于面对突如其来的巨变而不堪重负。**国际认知障碍联盟（Demen-tiaAllianceInternational.org）、认知障碍行动联盟（DAAnow.org）**以及其他组织和个人纷纷发出倡议，为伴有神经退行性变的人们的生活提供新的视角。国外某些平台的群组很活跃，为认知障碍患者及其照护者提供了一个分享经验、交流心得的地方。

那么，所有这些新信息对我们提出的"积极照护方法"意味着什么呢？

意味着我们自己有了更多的意识和知识，这将有助于我们促进身体健康，以及促进积极互动技能的发展和应用。新发现鼓励我们继续提出问题，保持好奇心，建立关系，并保持热情。我们将继续打造一个具有包容性、知识丰富且人人乐于助人的社区，通过互相尊重、鼓励、理解和包容的言行，为那些生活能力不断发生变化的人提供支持，从而确保营造人人都能健康发展的良好环境。图 4 为不同认知障碍的症状总结。

不同的认知障碍，不同的症状

阿尔茨海默病	路易体痴呆	血管性痴呆	额颞叶痴呆
• 首先丧失记忆新信息的能力	• 开关现象	• 能力通常稳定，但会突然丧失，之后有所恢复	**额叶** （冲动和行为控制变化）
• 短时记忆力不如以前好	• 行动不便——跌跤，手部活动困难、吞咽障碍	• 症状组合易变	• 说一些让人意想不到的、粗鲁、刻薄、奇怪的话
• 出现语言障碍，讲错或不理解	• 关于动物、人或儿童的视觉障碍	• 时好时坏，最不可预测	• 冷漠——不关心
• 更冲动或优柔寡断	• 妄想性思维或认为梦境似乎是真实的	• 判断和行为与以前不一样	• 失语或语序问题
• 在识别时间、地点或环境上容易出错	• 发作性的无法移动，血压、心率或血糖突然下降	• 情绪和精力转变快	• 脱抑制行为：性、食物、饮料、情绪、行动
	• 失眠——睡眠障碍		**颞叶** （语言变化）
			• 说话困难——漏词或换词
			• 节奏正常，但内容缺失
			• 不知所云

关于所有认知障碍的四个真相：
- 大脑中至少有两个部分正在死亡
- 大脑不断变化，并且变得更糟——渐进性
- 无法治愈，或不可逆转——慢性
- 导致死亡——晚期

图4 不同认知障碍的症状

第三章

打破现状，探寻自我

在不同的生活情境中，我们扮演着不同角色。根据受众、环境和我们收到的反馈不同，我们的行为会有所不同，甚至我们的外在形象也会因我们所处的地点和相处的对象不同而发生变化。一个人在参加礼拜仪式时的行为和邀请亲密的朋友前来观看一场激烈的球赛时的行为往往截然不同。认知障碍患者的核心困难是逐渐丧失正确解读环境、选择和扮演社会认可角色的能力。这种能力的丧失会将"私下自我"时刻暴露在外，而相关行为在公共场合是令人不悦且会引起相应问题的。

本章的目的包含4个方面：首先，主要目的是讨论我们使用的各种自我形象；其次，我们将了解到如何在不同情况下决定使用哪种自我形象；再次，我们将讨论认知障碍在选用不同自我形象的能力方面的影响；最后，我们将制订一些策略，这些策略可能有助于工作人员和家庭成员应对自我形象选择能力丧失的问题。

在生活中，我们通常有4个不同的自我形象。它们是"公众自我"

"工作自我""家庭自我"和"私下自我"。对于每个自我，我们都有一套不同的行为、着装、活动和语言。

● 我们的"公众自我"通常是最有礼貌、最容易掩饰的潜在自我。它贯穿于我们的一生，通常由父母、老师和社会规范所引导。当扮演这种角色时，我们倾向于排队等候，为他人开门。也许最重要的是，当我们的脑海中有社会不认可的想法时，我们会保持缄默。

● 我们的"工作自我"通常与我们的"公众自我"相似；然而，它往往更集中，并具有更强的约束。与这种自我相关的行为更多地围绕主管、同事，可能还有与客户的互动和期望。

● 我们的"家庭自我"会更放松，我们会与那些我们最喜欢的人分享，这可能包括家庭成员和密友。这种自我的约束较少，所以我们可能会表达一些我们作为"公众自我"或"工作自我"时认为太冒失的话。我们这样做，是因为我们和最了解我们的人在一起，他们能接受我们的言行，而不会觉得被冒犯或排斥。

● 我们的"私下自我"是我们最诚实、最舒适的自我。我们通常只在真正独处时才使用这个自我，因为这个时候没有人可以评判我们。这个自我可能会赤裸着身子在家里走来走去，直接喝瓶子里的水，或者说出任何当下能想到的话。

我们如何决定使用哪个自我呢？我们会根据五官感觉、对以往相似经历的记忆以及预期来解读环境。参与了调节冲动控制的前额叶皮层，能让我们作出决定，保持逻辑性、合理性和理性。此外，前额叶皮层不仅能让我们拥有自我意识，还能让我们站在他人的视角去理解问题。我们的记忆和思考能力使我们能够确定哪些人在场、这些人的身份、他们非言语行为的含义、他们话语的含义以及他们的语气。这些能力也能帮助我们确定哪些活动在此处进行是可以接受或应该的，还有以前在这里做过的事情的类型，以及当时我们对这些活动所发生的情绪反应。一旦弄清楚这些，我们就会选择自己的角色并"扮演"它。然后，我们会以这个自我形象的身份行事，直到有信号和信息表明，我们应该切换正在使用的那个自我角色。

那么，当认知障碍发作时，这个系统会出现什么问题？

为了解这两者之间的关联，有必要回顾一下大多数认知障碍的一些主要特征。早期认知障碍会出现以下症状：冲动控制困难、短时记忆困难、记忆力差、语言诠释和抽象理解问题、解决高阶问题有困难以及思维灵活性受损。

● 认知障碍人群有时无法克制自己的欲望，他们会直接说出或做出他们所期望的事情，而不会考虑是否符合社会预期。

● 认知障碍人群无法领会所讲的词语和短语所传递的信息，因为他们无法准确或充分地把握语义记忆与当前事件之间的联系。

● 认知障碍人群无法对复杂的社会环境或不熟悉的环境加以推理，因此会根据片面理解或错误的因果推理来做出错误的行为举止。

● 认知障碍人群失去了从多视角理解问题的能力，也失去了以新的或不同以往的方式对熟悉的信息进行重新组织和分类的能力。

结果是，由于无法灵活应变，认知障碍人群只能使用他们较常规和熟悉的反应，无法根据具体情况采取不同策略。

随着病情的进展，这些功能缺陷变得越来越明显。此外，长时记忆变得不容易获取和更不精准。将真实历史事件与人们期望或梦想的事件区分开的能力也大大减弱，认知障碍人群开始虚构事物。虚构是大脑填补缺失部分的方式，以理解正在发生的事情。这不同于撒谎——

认知障碍人群认为他们自己说的都是真话。**他们的大脑正在尽最大努力去弄清楚发生了什么事，即使他们的结论并不符合现实情况。**

认知障碍人群在视觉感知和听觉理解方面也出现了障碍，这会影响他们的所见所闻。其他基本的认知功能也开始退化，注意力和专注力都受到影响，这使得认知障碍人群很难保持专注，从而导致注意力分散或者对环境和某些情况中最重要的方面表现得漫不经心。

同时，改变注意力或对活动的焦点成为问题，从而导致语言或行为、动作的重复，甚至出现失语。这些变化最终破坏了认知障碍人群识别人物、地点、物体和常规惯例的能力，以及对在何时、何地、与谁一起做什么的判断能力。这使得认知障碍人群几乎不可能知道在特定场合该使用哪个自我。

认知障碍人群首先引起关注的是在公共场所表现不恰当的行为举止。他们可能在一个午餐会上谈论演讲者有多无聊，而演讲者就在旁边听着。他们可能把自己的照护者描述为"那边的那个胖女孩"。他们可能会对已结婚40年的配偶说："我希望你能回家，因为我想看这个节目，而你却在打扰我。" 换句话说，他们不再记得，也不再遵守礼貌的规则。随着病情的进展，他们越来越难弄清楚该使用哪个自我，而且由于冲动控制功能的恶化和解读能力的下降，他们也越来越难在任何时候维持一个"公共"的自我或"工作"的自我。

如果我无法认出你是我的女儿，我就不能承担我的"家庭自我"职责。如果我一直在使用"私下自我"的身份，在公开场合也可能会继续维持这个身份。在这种情况下，我可能会伸手到桌子对面拿你的甜点，因为我没有看到我的甜点，或者我已经吃了我自己那份，但还想再吃一点。正是在这个阶段，我们经常听到家庭成员和照护者说，他们所爱的人以前绝不会做出这种事。我们听说这个人说话一直很温柔，无论发生什么事情都不会大喊大叫、咒骂别人或对任何人发火。在这些情况下，很可能是这个人以前虽有这些想法，但能够控制自己；或者在他或她自己的私人空间里会有上述反应，但是他或她从未在任何其他场合表现出来。

然而，随着疾病的发生与发展，认知障碍人群不再能够控制这些话语、想法、感受或反应，而把它们用于家庭、工作和公共场合。

在其他情况下，原本是社交型和参与型性格的人，可能会开始拒绝聚会邀请，或在聚会上坐着保持沉默，到达后不久又很快要求离开，或者中断已成为他们生活和奋斗目标的主要部分的关系及相关活动。

另外，对于那些在"私下自我"与"家庭自我""工作自我"和"公众自我"之间原本就保持高度一致性的个体而言，他们的行为变化受疾病影响往往相对较小。在这种情况下，我们通常会听到家庭成员和照护者说，"她一直都是这样"或"妈妈就是这样，她就是那样的"。

以下是给照护者和家庭成员的一些建议，以期改善认知障碍人群的生活质量。

⬤ 让信号更有力、更具一致性。如果外出吃午饭，则盛装出席，去一个安静的地方。如果要洗澡，则去一个温暖、舒适的空间，用熟悉和习惯的日常活动来引导患者，保持友好、亲密的语气及问候方式。

⬤ 减少角色转换需求的数量和频率。**用你的自我来培养他们的自我。**

⬤ 提供使用这些不同自我的机会。

⬤ 使用有价值的信号来引出这种情况下最需要的自我。当"公众自我""工作自我"或"家庭自我"无法正常使用时，不再设置这些情境，因为这可能会导致当事人因无法执行而产生挫败感。**永远尊重他人，欣赏你所看到的和体验到的独特的自我**。

以下是给认知障碍人群的照护者和家庭成员的建议，以便了解所发生的变化。

⬤ 知识是减压的关键。开始认识和欣赏所拥有的不同自我，并轻松地使用它们。了解当一个人患上认知障碍时发生的变化，以及可能会对希望、互动、兴趣、关系和结果产生的影响。

⬤ 想象一下，当大脑内部系统失效时，各种线索、道具和环境支持在帮助或阻碍各种自我表达方面的价值和重要性。尤为关键的是，我们需要学会将照护者期望达到的结果与能够促进这些结果的表现信号进行精准匹配。

⬤ 随着病情的不断发展，我们应保持开放和诚实的态度，坦诚地讨论并减少对照护对象可能无法掌控的个性特质的需求。

下面这个练习可以帮助我们建立对自我的认识。

思考一下你会向他人分享或展示哪个自我。在下列不同情况下，你会分享哪些个人信息？

⬤ 与素未谋面的人一起。

⬤ 与同事一起。

⬤ 与配偶、密友或重要的人一起。

如果你知道这些信息会被保密或与某个团体分享，那么你愿意分享的信息内容是否会有所变化？

　　你会在信中或个人日记里写些什么内容？如果你知道别人会阅读它，你所写的内容是否会有所不同？

　　思考一下，面对不同的情况，你的反应和情绪是如何变化的。

　　这对认知障碍人群和他们周围的人意味着什么？

　　如果你也开始受到认知障碍的侵袭，那会怎样？ 俗话说得好："……对自己忠实……才不会对别人欺诈。"（出自威廉·莎士比亚《哈姆雷特》中的波洛涅斯）

　　换句话说，现在就开始练习做你自己吧。你有没有找到潜在的合作伙伴，以某种方式分享你私下自我的重要方面？以便如果你不能为自己说话，你还有一个盟友可以帮你。为意外情况做好应对计划，即便大脑发生变化或生活中出现不幸，也可以有转机。

第四章

大脑的内部结构是怎样的？
原始脑与思维脑的较量

人类大脑中有两大系统：**原始脑和思维脑（皮层脑）**。两者对人类都至关重要，且每一个都是独一无二的。这两个系统独立运作，通过大脑的回路连接。正是这两者的融合与平衡，我们才得以在日常生活中认清自己的角色，履行自己的职责。恰当的平衡能使人适应环境的变化，生活得更好。原始脑负责处理基本事务和紧急情况；思维脑负责处理复杂的决策，解读社会和环境信息、语言及信号，并探究可能的解决方案和出现的新情况。

最早发育并工作的大脑系统是原始脑。它在子宫内开始发育，在人出生时就具备一些活跃的基本功能。它在生命早期阶段继续发育，到人 20 多岁时基本发育完全。原始脑的主要作用是维持人体的基本生存功能。该系统位于大脑深处，通过先天的回路连接大脑各部分，管理着人体的核心功能，控制着呼吸、血压、血糖、心率、体温、清醒或睡眠周期、对疼痛的识别和反应、消化、排泄、内分泌以及饥饿、口渴、不适和情感困扰等内部感觉。

原始脑也被称为"**大脑边缘系统或网状体激活系统**"。与原始脑有关的一些结构有以下 5 个部分。

- 延髓（脑干）。
- 杏仁核（识别危险事物、寻找快乐）。
- 丘脑和下丘脑（脊髓上行、下行神经纤维进出的中转站）。
- 基底核。
- 海马体（左、右）。

总的来说，**大脑这部分的功能是维持人的生命**。无论是在清醒、睡眠还是无意识状态下，它都能确保人体保持良好的核心节律，这是维持生命的基本保障。此外，它还具备在危险情况下迅速做出反应的能力，以及在生活中寻找快乐和满足感的能力。要想生活得更好，原始脑就必须始终保持良好地运作。这个系统从来不会完全关闭，始终处于开启状态，其运作方式更像是调节电灯的灯光明暗程度，而非电灯开关那样的简单开闭。

思维脑的发育贯穿于婴幼儿、儿童、少年、青年时期。随着系统的成熟，人对世界的体验不断加深，会将传入数据的各个碎片建立起越来越复杂的联系。大脑的这一部分叫做**皮层**。它有多个脑叶或功能区，分别负责选择性的数据摄取、处理和输出。每个功能区或脑叶也与其他功能区及脑叶相连，并以某种方式与原始系统相连。

- **枕叶**位于大脑后部，负责视觉输入和处理输入的视觉数据。它们通过视觉神经与眼睛相连，也与感觉运动皮层、平衡协调区（小脑）、语言联想区，以及负责声音定位的颞叶相连。

- **颞叶**位于耳朵上方，负责处理传入的听觉数据，并与来自内耳的听觉神经相连。这一功能区还能处理情感记忆和解读情感数据。此外，它还能帮助我们通过面部特征辨认出周围的人，并与记忆中的名字、关系和感受进行匹配。

● **额叶和顶叶**共同协作，构建起身体和大脑之间的感觉输入和运动输出的桥梁，它们通过脊髓与原始脑连接。脊髓是大脑与身体相联系的通道，原始脑发出信号后，将信号通过脊髓神经传递到身体各部位，支配身体四肢的感知、运动。这个被称为**"胼胝体"**的功能区里有许多交叉回路，使一侧的大脑半球和身体与另一侧同时工作和处理信息。此外，它还与小脑、视觉中枢和来自内耳的部分神经（称为"前庭神经"）有着很紧密的联系。

实际上，大脑有 4 个不同的区域及其他相关区域，负责主要的感知和运动。思维脑最晚发育并运作的区域被称为"前额叶皮层"。

● **前额叶皮层**处理思维脑中最复杂的任务。它负责接收所有传入的数据，并利用这些数据处理所有信息，探索各种选择，得出合理的结论，决定行动路线；然后采取行动，同时评估结果，就进展情况、个人表现、可能的替代方案发表意见，并评估可能对大环境和周围的人所产生的影响。

那么，这一切在现实生活中如何运作呢？取决于实际情况。原始脑必须处理事务，所以总是处于运转状态中。无论是在清醒状态，还是睡眠状态下，如果我们认为自己处于较安全和较满意的情况下，原始脑就会低水平运行。当处于这种友好、熟悉、运转正常和宽容的环境中，我们的原始脑会察觉，它能更专注于满足生活的基本要求及日常维护需求，如愈合、生长、消化、排泄、回忆等；在快速眼动睡眠期，对愉快或不愉快经历的信息进行加工整理，以及练习与家人或密友之间的互动。

　　如果我们处于不太友好、熟悉、舒适或运转不太正常的环境中，原始脑就会稍微活跃一些。这时，它对安全和健康可能受到的威胁会更加警惕，并更积极地寻求满足需要，确保获得当前缺乏的资源。在这种状态下，**原始脑与思维脑一起工作，接受、处理数据并对数据作出响应**。此时，人会探索新的环境，寻找感兴趣的东西，弄清楚事情的真相，从感知、事件、活动和互动的体验中获得满足，而这也是以创造性的、新的、有趣的或娱乐性的方式运用能力的过程。如此，学习的兴趣和情感被调动起来，尽管人们可能会感受到挑战，但在这个体验过程中会有成就感或满足感。

　　如果我们认为自己处于不安全或危险的环境中，原始脑就会全盘接管，它会成为大脑和身体的"总管"，指挥并支配着整个系统，直至找到安全之处，或者系统无法再运转。在这种状态下，原始脑会使用核心引擎和觉醒系统来维持人的生命。人就会变得高度警惕、高度警觉，处于"恐惧、逃跑或战斗"模式。原始系统超越并限制思维脑的能力，以便把人送到安全之处，驱使人去保护他人的生命和（或）拯救认为对自己生存至关重要的对象。然而，有趣的是，**如果大脑更成熟，能够确定实际情况只是"有风险的"，而不是"危险的"，它就可以选择退出**。这是经验、技能或演练共同作用的结果。对可能有危险的互动、情境和经历的模拟及实践，还会在原始脑和思维脑之间建立联系，促使我们作出更深思熟虑、更熟练的响应，而非不假思索的自动反应。十几岁和二十几岁正是大脑建立这个新连接系统的"黄金期"，也是培养这种思考能力和反应能力的关键期——而不仅仅是作出被动反应。大脑必须接受挑战，但不是不堪重负。同时，这也是"走捷径"获得快乐的高风险时期。

这可能会导致人一生都在作思想斗争，把喜欢的、想要的东西和创造快乐、成就感所需要的东西区分开来。比如，考虑定一个新年目标——让自己变得更健康。你需要设定一个个小目标并坚持不懈地达成。这需要时间、支持、鼓励，但也需要一些出错和失败的机会，才能在系统内建立连接和激励机制，将大脑优化为一个有效的管理系统。

因此，在许多不同形式的认知障碍中，**海马体的学习和记忆部分、原始脑以及思维脑的感觉摄取和处理信息部分在病情早期就受到损害**。这些变化会导致原始脑感知到其实并不存在的威胁，而忽略了真正存在的危险；也可能会使人很难意识到变化来自他们自身，而不是外部世界，因为他们的核心系统并未完全起作用，实际上还会"欺骗"他们。这些变化还可能导致原始系统切换到"危险"或"需要"模式，而这两种情况均非实际情况。

认知障碍发展到中期，这两个系统的失效会给所有相关人员带来新的挑战。认知障碍人群可能时不时地记得或忘记发生的事情，他们可能会以意想不到、有潜在危险或令人痛苦的方式，将以往的经历和事件与新发生的联系在一起。大脑无法判断哪些是安全的，哪些是不安全的，哪些是喜欢的，哪些是需要的，如果患者不能控制自己的原始系统并仔细考虑，照护者就会触发他们的原始脑作出反应。

到了疾病晚期，原始脑会努力支撑着，但它无法应对整个的内部破坏和回路缺失，也无法控制身体的功能。最终，生存变得越来越困难，原始脑根本无法管理所有系统，人也无法继续生存。身体的核心功能不断衰竭。然而，系统仍然有办法保护人：进入睡眠状态，停止进食，寻找一个舒适和熟悉的地方。此时，大脑会释放其自身的"化学鸡尾酒"，给人带来平静和满足感。同时，人也许会在短时间内保持警觉，并可能短暂使用还在运作的思维脑。

认识到原始脑和思维脑的重要性，对照护者来说至关重要。通过运用成熟的、条理清晰的大脑，我们可采用有意义的方法来支持认知障碍人群，对他们能理解和不能理解，以及正在做和不能做的事情进行适当匹配。如果这个方法能对所有相关人员都奏效，那么生活就会变得更有意义。

以下这几个问题很重要，我们可以反问一下自己。

- 我看到了机会，还是感受到了威胁？
- 我能否因学会所需的技能，让我觉得自己有能力、有本事？还是会不堪重负，感到沮丧？
- 我能否放下过去的事情，坦然面对当下可能发生的一切？

图 5 显示的是大脑最前部的水平切面。从内到外地观察这个大脑切片，我们看到的是构成额叶和前额叶皮层的回路以及存储结构的剖面图。上图显示的是健康的大脑——回路完整（白质）、存储容量大（灰质），在左侧白质中可以看到一点脑室。**下图显示的是伴有阿尔茨海默病的大脑——回路几乎没有了、脑室扩大，存储容量有限、信息的**输入输出极其困难且不稳定；渴望被尊重和被倾听的想法可能仍然存在，但执行控制功能几乎丧失。

这些图像有助于我们理解自己的能力为什么会有如此大变化。**虽然回路缺失，但仍存有许多碎片和部件。当然，如果缺乏支持，它们也无法再使用或发挥作用。**

无论如何，有一件重要的事情要始终记得，**尽管可能缺失了 2/3 的脑组织，但其余 1/3 尚在**。所以，永远记住"我还在这里，除非有一天，我的大脑无法再让我的身体功能运转下去"。

前额叶皮层

执行控制中心

- 冲动控制
- 逻辑思维
- 做出选择
- 自我意识

- 开始 – 按顺序推进
  – 完成 – 继续前进
- 从另一个角度理解问题

健康的大脑

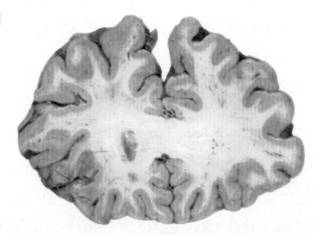

伴有阿尔茨海默病的大脑

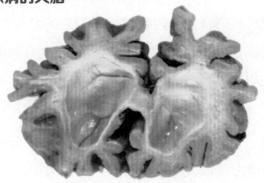

图5 大脑切片图像

注：这些图像的使用得到阿拉巴马大学塔斯卡卢萨分校 1999 年"阿尔茨海默病：破碎的大脑"教育和培训项目的许可。

第五章

杏仁核和大脑的改变
——恐惧、逃跑或战斗

我们的原始脑有两个杏仁核。这些结构在我们的生理系统中是与生俱来的，其功能是帮助我们维持生存。杏仁核有多种角色，最主要的角色是感知威胁，另一个角色是帮助满足需求，最后一个角色是寻求快乐。这些角色结合在一起，让我们得以生存，远离危险，帮助我们找到生存所需，并引领我们获得快乐、满足和喜悦。

杏仁核就像哨兵一样，提醒我们即将到来的危险或有风险的状况，并指导我们如何满足需求、获得快乐。当感知到危险时，这些结构就会立即控制内部引擎系统，并向全身发送大量化学物质（肾上腺素和皮质醇），在紧急情况下提供帮助，而此时的快速反应可能有助于我们化险为夷。除了警觉性、兴奋度、血压、血糖、心率和反应速度提高外，我们会变得力量惊人、速度更快、专注力更高、感知不到疼痛。所有这些都是为了在发生显而易见和即时的危险时，逃跑、打败或消除那些对我们有威胁的东西。当严重伤害或死亡即将发生时，它对我们有帮助。

当我们有需求要得到满足时，也会触发该系统。这些需求包括在我们有食物和水时，尽快补充营养和水分，寻找安全的地方进食，以及休息和恢复体能（图 6）。杏仁核渴望有规律地释放让人快乐的化学物质，如内啡肽、5- 羟色胺、多巴胺和催产素。杏仁核也渴望释放

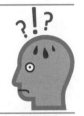

满足生理需求，以避免痛苦

摄入：
- 饥饿或口渴
- 补充水分、营养
- 药物

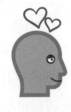

舒适度：
- 喜欢或不喜欢的感觉、外表、社交场合或环境

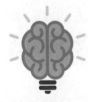

能量：
- 清醒－睡眠
- 疲倦
- 振作起来
- 向内－向外的聚焦

没有痛苦：
- 身体疼痛（关节、软组织、皮肤等）
- 情感痛苦
- 精神痛苦

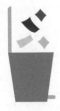

排遗或排泄：
- 清除过剩之物或废物（尿液、粪便、汗液、唾液、黏液和毛发）

不要忘记照照镜子，有时，我们才是需求未得到满足的那个人。

图6　不同的生理需求

让人兴奋的化学物质，如肾上腺素。

棘手的是，**一旦杏仁核发现有什么东西能立即带来愉悦或轻松的感觉，可能就会认为此物是非常抢手的必需品**，而从长远角度看，这些东西实际上可能是有害的。因此，杏仁核在成瘾行为中扮演了关键角色，如嗜酒或吸毒、赌博、暴饮暴食、性行为、驾驶超速、极限运动或过度训练，让人一味追求刺激而全然不顾自身安全。

杏仁核还有一个强项就是，它们利用与海马体的紧密联系，记住感觉美好的事物，回避不舒服、有风险或可能危险的事物。它们引导我们回到记忆中感到快乐的地方和场景，并推动海马体增加出现美好时光的频率，减缓痛苦发作的可能。事实上，这些小结构在我们每天的生活中都发挥着巨大的作用。当某人伴有认知障碍时，杏仁核系统的功能和出现的故障都会给照护支持和环境支持带来挑战。当我们把这两种结构的能力和出现的故障的海马体结合起来时，会发现似乎应该发生危机的时候其实并没有发生，而在我们看不到的地方却发生了主要问题。在几乎所有类型的认知障碍中，负责学习和记忆新事物的细节、认路以及感知时间等的海马体都发生了改变。

海马体的损伤会诱使杏仁核迅速采取行动，但它此时往往对信息理解有误，这种情况甚至在疾病早期就出现。

● 触摸你的肩膀并不是一种攻击，只是你的配偶在你专注时想吸引你的注意。

● 你已经 2 天没洗澡，而不是 2 小时。

● 你正在开车，错过了连续四个转弯中的第一个弯，所以现在的你感到恐慌和愤怒，原因是熟悉的场景没有出现，而你的大脑却无法推理出这是怎么回事。

也许通过饮酒来缓解不适或疼痛的"老毛病"会卷土重来，但由于对饮酒量感知的能力有限，你会暴饮，这对大脑是有害的，虽然这并非你有意识要这样做。

在疾病后期，原始杏仁核很可能会导致你出现以下情况。

只寻找富含葡萄糖（含糖）的食物来源，因为它们能让你迅速获得能量和快感。

在公共空间或群体聚会中，对背景噪声完全无法容忍，因为无法区分背景噪声和前景声音，从而让你感到害怕或不知所措。

将帮你更换脏衣服或湿衣服的友好行为视为攻击或入侵，从而导致一场竭尽全力的"生存之战"。

我们对杏仁核的描述方式之一是将其比作红绿灯。

绿灯：没有感知到任何威胁。所有不适都已得到处理，需求也得到满足。前额叶皮层积极参与其中，促使个体在发现所喜爱之物时，能够体验到愉悦与满足。

黄灯：威胁感知处于警觉状态，个体开始意识到可能需要采取相应行动，以应对可能威胁到幸福感体验的状况。进入前额叶皮层的通路开始关闭，杏仁核开始接管并控制，限制进出其他皮层结构（如语言技能、视野扩大或更复杂的物体识别）的通路。在寻求快乐的过程中，如果没有得到想要的东西，你就产生很强烈的冲动，想即刻获得满足。

红灯：威胁感知处于高度警觉状态，随时准备采取行动。杏仁核关闭与大脑皮层摄入和输出功能的连接。"寻求快乐"进入"需要"

情绪困扰度量表

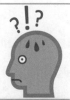

对压力源的典型情绪反应	低 杏仁核活跃 **保持警觉**	中 杏仁核受压 **面临风险**	高 杏仁核掌控 **危险中**
愤怒	恼火 烦恼	生气 沮丧	狂怒 暴躁
悲伤	不满 忧郁	悲哀 不开心	悲痛 无望
孤独或胁迫感	错失或未得到某物，失去自由或受控制	孤独或隔绝拘束或受限	被抛弃 孤立无援 犹如被禁锢
恐惧	紧张 焦虑	惊恐 忧虑	惶恐不安 惊慌失措
失望或缺乏参与度	有隔阂 烦躁	厌烦 如游离在外	无用或缺乏目标 发狂

图7 情绪困扰度量表

状态，并且是"急需"。

了解痛苦（和兴奋）的情绪度量表（图7）很重要。人类寻求舒适和轻松，回避威胁和危险，当然也的确需要寻找美好时光，让需求得到满足。

不管在什么情况下，至关重要的一点是，我们要认识到人类这些结构的力量。一旦这些结构进入红色区，我们的思维脑和理性脑就无法控制它们。然而，如果我们保持警觉和警惕，就可以通过使用减轻痛苦的技巧和满足喜好、愿望或需求的策略来引导我们自己和我们试图支持的人。这些技巧和策略可以防止我们每个人接近需求未被满足的危险区，但需要我们保持高度的注意力，并具备相应技能。如果我们想要对认知障碍人群提供长期、有效的支持，即从病情开始直到病程结束，我们就要照顾好自己的大脑和身体。我们需要学习新的应对方式，并注意什么时间需对现有的生活方式进行调整，以避免因策略失效而带来的痛苦或风险。事实上，我们需要从外部监测自己的状态，因为当我们置身其中，可能会受到杏仁核的驱动。

下面是另一种情绪度量图（图8），描述需求未得到满足时的状态。

还有一个"杏仁核之谜"是，当认知障碍人群的大脑发生巨大改变，以至于它无法认识到生存对食物的依赖时，仍然能让认知障碍人群继续少量进食的**唯一原因在于我们与认知障碍人群之间的关系**。我们经常使用杏仁核来推动我们与他人的互动和提出对他人的要求。健康的大脑会想：如果我不吃饭，就会饿死；如果我不喝东西，就会渴死。**认知障碍人群的情况和我们不一样，他们并非因为不吃不喝而死，他们不吃不喝是因为他们快死了**。现在到了他们离开我们的时候，如果我们为了自己心安而一直要求他们进食，他们会再吃一点，但他们

情绪状态影响大脑

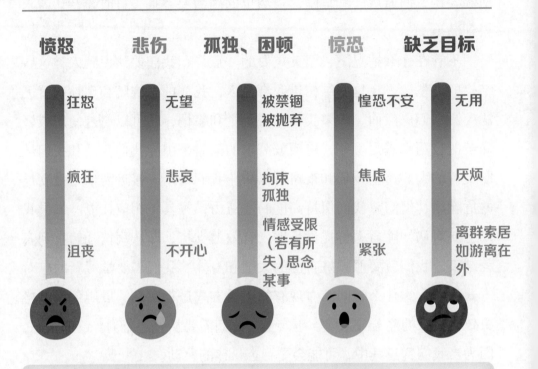

愤怒	悲伤	孤独、困顿	惊恐	缺乏目标
狂怒	无望	被禁锢被抛弃	惶恐不安	无用
疯狂	悲哀	拘束孤独	焦虑	厌烦
沮丧	不开心	情感受限（若有所失）思念某事	紧张	离群索居如游离在外

↑ 情绪较高
原始反应：恐惧、逃跑、战斗、躲藏、寻找

↓ 情绪较低
大脑反应：有更多的思考和同理心

图8 情绪状态影响大脑

只是为了我们才尚未离开。我认为，我们有责任问问自己和照护对象本人：**"在他们离开之前，有什么事情是他们要做但还没做的？"** 我们应怀着好奇心去探寻可能的答案，并在条件允许的情况下，尽力协助他们解决这些问题。然后，根据我们的发现和我们能做的，准备好让他们离开或继续留下。

　　杏仁核是我们大脑中非常强大的部分，它会一直伴随我们，直到生命的尽头。它的使命是维持我们的生命，保护我们的安全，让我们保持愉悦的心情。即使拥有健康的思维脑，它也可能会战胜我们的理智，我们需要学习如何重新获得控制权，夺回我们的思维脑。还有一点需要我们了解的是，当一个人伴有认知障碍时，大脑皮层是最先受损的部分之一，这会让杏仁核再次"掌控大局"。在照护认知障碍人群时，我们需要尽最大努力去控制我们的杏仁核，还有我们所爱之人的杏仁核。

第六章

你听到我说的话了吗

如果有人伴有认知障碍，了解其是否能够有效吸收并理解所听到的内容至关重要。在过去几年里，我们已经学习大量知识，对病变影响大脑的信息领悟能力有了更好的认知。这些信息包括通过聆听、阅读接收的信息，在拥挤的场所中一对一交谈时所接收的信息，甚至包括来自熟悉或不熟悉的声音的信息。阻碍我们理解的其他因素包括：不熟悉的口音或说话节奏，话题转换，或内容中蕴含的情感元素而非单纯的信息或文字。另外，语速、音调、节奏以及与其他感官信号的关联，都可以完全改变我们对内容含义的吸收和处理。

在尝试与认知障碍人群进行交流时，无论是分享信息还是获取信息，我们经常容易忽略一个关键因素，**即改变说话方法的重要性**。对于传统意义上的交谈，我们通常会进行双向的信息交流，正如你从下面例子中所看到的。

在第一次对话中，蒂帕和汤姆两人在交流的所有领域中都表现出完好无损的能力。蒂帕站在厨房的冰箱旁，汤姆坐在客厅的电脑前，两人展开对话。

蒂帕：你晚餐想吃什么？

汤姆：我还不太饿。你的冰箱里有什么做起来不会太麻烦又比较清淡的东西吗？

蒂帕：我看看，我可以用鸡蛋做点什么，或者可以用剩下的蔬菜和一些豆类罐头做个汤。

汤姆：用一些蔬菜做煎蛋卷，怎么样？

蒂帕：好呀！晚餐后，你要去上玻璃制品（glass）学习课吗？你打算什么时候出发？

汤姆：我要去接杰森，还要拿钳子，所以6点半左右出发吧。

请注意一个发问是如何引出下一个发问的，收到消息的人是如何将其内化和处理的，然后才给出自己的回复——信息仍然相关，但要复杂些，从而进一步推动双方的对话和交流。

在以下第二次对话中，汤姆的语言理解和表达出现变化的迹象，与阿尔茨海默病的早、中期病情一致。蒂帕站在厨房的冰箱旁，而汤姆则坐在客厅的电脑前，两人展开对话。

蒂帕：你晚餐想吃什么？

汤姆：什么？

蒂帕：（提高嗓音）你今晚想吃什么？

汤姆：我今晚要出去。

蒂帕：这个我知道。我想知道你晚餐想吃什么。

汤姆：我今晚有气体燃料（gas）学习课，我得带点东西走，你还记得是什么吗？

蒂帕：我现在不想谈这个。我等会再告诉你。现在我想知道你晚餐想吃什么！

汤姆：好吧，听起来你现在肯定是在和我说话！我不记得我应该带什么东西去上课，但这个东西我需要带上。我最好先给和我一起去上课的那个人打个电话，看看我们是否要在去的路上吃晚餐。

蒂帕：（来到客厅门口，双手放在胯部，提高嗓音，听起来既沮丧，又有点生气）。你在说什么啊？今天你在家吃晚餐，是在你去上课之前吃。而且，你是去上玻璃制品（glass）学习课，而不是气体燃料（gas）课[1]。杰森会和你一起去上课，走之前，你得把钳子从工作室里拿出来。现在，我最后一次问你，你晚餐想吃什么？

汤姆：什么都不要！我不饿。你为什么对我大喊大叫？

在与认知障碍患者交流的过程中，我们需深刻地认识到一个至关重要的事实——为确保有效地处理和分享言语信息，我们必须重视并分别强调以下 3 种独特的语言技能。

- 词汇量（词语——内容的含义）。
- 理解力（接受性语言——获取信息的能力）。
- 言语生成（表达性语言——传递信息的能力）。

还有一点也同样重要——不同认知障碍对语言吸收和理解过程的影响截然不同。阿尔茨海默病不同于血管性痴呆，也不同于原发性进行性失语症或额颞叶痴呆。当你试图与一个或多个方面有困难的人互动并给予其支持时，关注其留存的身体功能和丧失的身体功能会让整

---

[1] 在英文中，玻璃制品（glass）和气体燃料（gas）发音容易混淆——译者注。

个事情有所不同。

至关重要的是，我们必须充分认识到，在尝试传递信息或获取照护对象所需信息的过程中，往往可以依赖其维持或留存的身体功能作为支持和辅助。这些技能与节奏有关，包括 3 个部分。

● 社交闲聊——来回的交谈可以掩盖理解的缺失，但要保证对话的简短。

● 语音调节——这包括有意识地改变音调或语气，表示疑问或陈述，以及保留节奏感或有听得出熟悉节奏的能力。

● 节奏性语音——如听音乐、念诗歌、祈祷、数数，甚至拼读。

此外，频率、强度或音量的变化可表明情绪状态或不适感的变化。

学会使用视觉、言语和触觉数据提供组合信号，可以增强信息理解，促进更好地沟通。放慢交流的语速、使用反思性话语、稍停顿以及提供简化的选项，会让交流有很大的不同。

有 3 个重要的支持性短语，当它们与节奏停顿、音调变化、视觉信号、道具和部分反思性陈述结合使用时，可以帮助我们确认所表达或所寻求的内容。

● 寻求获得更多泛泛而谈的信息，比如"再给我讲一些吧"或"再给我讲讲这件事"。

● 寻求示范或视觉呈现，比如"你能告诉我这个怎么用吗"，或"你能告诉我这个怎么处理吗"，或"让我看看你会怎么做"。

● 提供简化的选项，非此即彼的排除性选项（将所有可能的选项都归入一组或另一组），比如"是这个还是那个"，或"是这个还是别的什么"。

以下仍然是第二次对话，只是做了一些修改。

蒂帕从厨房走出来，来到客厅门口，手里拿着一把木勺子。她敲了敲门框。

蒂帕：嗨，汤姆，抱歉打扰了。

她停顿了一下，确保汤姆抬头看着她，然后继续讲话。

蒂帕：我正准备做晚餐。你想喝汤还是吃别的东西？

汤姆：汤或其他东西。

汤姆停顿了一下，似乎在思考。

汤姆：其他还有什么东西？

蒂帕意识到汤姆不想喝汤，但不确定还有其他什么选项。她考虑了一下其他选项。

蒂帕：那么，不想喝汤，想吃其他东西……嗯，来个煎蛋卷或三明治，怎么样？

汤姆：煎蛋卷或三明治……煎蛋卷里有什么？

蒂帕：鸡蛋、奶酪和一些蔬菜，怎么样？

汤姆：鸡蛋听起来不错。我也喜欢奶酪，但蔬菜是什么？

蒂帕：鸡蛋和奶酪都不错，但你不确定蔬菜是什么，对吧？我把蔬菜拿给你看看，你可以选一下。

蒂帕走到冰箱前，取出剩余的西兰花和洋葱，然后拿给汤姆看。

蒂帕：这些是我今晚做煎蛋卷时要和鸡蛋、奶酪一起放进去的。

她停顿了一下。

汤姆：哦，这些东西很好，我喜欢它们。我只是不想吃你说的那些蔬菜。

蒂帕：太好了。我要去准备晚餐了。你能过来摆一下桌子吗？

她朝厨房方向做了个手势，停了下来，等着汤姆过来。

在这次对话中，蒂帕掌握了许多技能，并且运用得很好。当汤姆不知道"蔬菜"是什么时，她并不需要纠正他对"蔬菜"这个词理解上的偏差。相反，她把冰箱里的蔬菜拿给汤姆看，这样他就可以作出选择。她认为交流不再需要特定的词汇，也不再指望汤姆可以每次把"对话球"顺利回传给她。她现在使用更有效的策略来获取信息，并理解汤姆传递过来的信息。

下方图像（图9）描绘了大脑左颞叶的变化，它是控制词汇量、理解力和言语生成的语言中心。左图是一个健康的大脑，而右图是处

健康的大脑　　　　　　　**伴有认知障碍的大脑**

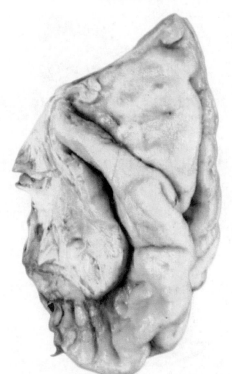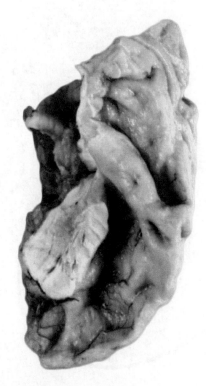

图9　不同大脑的左颞叶

于认知障碍晚期的大脑。你注意到两者有哪些不同或相似之处吗？

图10标记蓝色的区域是听觉功能区。它通常不会因为伴有认知障碍而改变。听力最大的变化是声源定位能力的变化，即知道声音来自哪里，因为这需要大脑两侧回路受损的功能区进行处理。

观察图10标记红色的区域，可以看出这两幅图之间有很大的变化。这是我们保持词汇量、理解和言语生成功能的区域。

当你和某人说话时，他们回答："什么？"我们就很容易认为他们没有听清我们讲的话，所以会再大声一点说话。然而，如果问题是

健康的大脑　　　　　　　**伴有认知障碍的大脑**

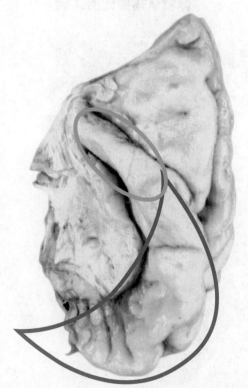
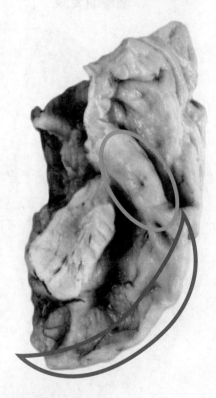

图10　大脑左颞叶的听觉和语言区域

出在理解部分而不是听力部分，那说话再大声一点也没什么用了。他们甚至会问你为什么对他们大喊大叫。改变之处在于个体对所听内容的理解能力，即能够领悟这些词语的含义，并精准地选用恰当的词汇来作出回应。

关于蒂帕和汤姆的对话，还有一点不应该忽视。那就是蒂帕还要作出一个很大的改变。她需要探寻内心，注意到自己失去了什么，这样东西已不复存在，她也无法挽回了。尽管在某些时刻，这些失落看似微不足道，然而，其现实意义与重要性却不容忽视。她和汤姆的关系正在改变。她不能像以前那样抛出一个对话性的评论或想法，引导汤姆跟着她的思路来交流。现在，汤姆已无法主导对话，让蒂帕跟着他的思路来交流。当蒂帕想和汤姆交流时，她必须积极思考。一切交流都不再是不假思索的。因此，他们的伴侣关系及伙伴关系已和以往有所不同。

综上，下面提出两个建议。

第一，蒂帕和汤姆也许能从一系列创造有趣及快乐的机会和日程中真正受益。他们可以在日常生活中留出空间，来欣赏音乐、诗歌、舞蹈、乐器演奏等，并尝试使用语言交流和更多陪伴；或参与双方都可以参与和分享的观看类、体能类活动。

第二，蒂帕会需要寻找一些新的或不同的机会来使用她的语言技能，并保持她的交谈天赋和兴趣。在互动和语言交流中获得成就感，减少她感到空虚和疲惫的机会，这样她与汤姆的分享会被认为是积极和富有成效的，而不是重复或令人沮丧的。

我们每个人将学习如何做一些新事情、不同的事情，让我们关心的人和关心我们的人都生活得更美好。

第七章

视觉感知的改变

在我们的日常生活中，如何看到事物以及如何感知事物都是非常重要的。这需要我们用双眼去看待事物，以及拥有站在他人的视角去理解问题的能力。我们将讨论两种类型的视觉——视觉的物理构成和视觉在人们伴有认知障碍后发生的变化，以及为什么尝试站在他人的视角去理解问题如此重要。

我们如何将视觉信息输入大脑呢？视觉数据通过我们的眼睛进入大脑。光线穿过角膜、眼内液，到达视网膜，即眼球后部的感光结构。嵌入眼球后部外层的视杆细胞和视锥细胞将光线转化为电化学信息。

这些信息会被载入视神经——汇聚在双眼的视网膜中央区（盲点），并且按照同一眼睛的视野象限进行分流。接着，神奇的事情发生了！一些神经纤维留在同侧通道中，而另一些则在视交叉处交叉。

这给了人类双眼（立体）视觉的能力，同时提供了深度感知和手眼协调的机会。对于认知障碍，我们现已认识到神经胶质细胞活动的变化在认知障碍发病和病程中的作用。因为大脑中的神经胶质细胞在维持眼部系统健康和舒适方面扮演了重要的角色，所以，视力与视觉的改变通常是认知障碍病情发展的一部分，这是有科学依据的。

经过视交叉后，视束中的视觉信息经过重新排列，随后经过丘脑，与许多其他地方和空间相连接，但最终大多数信息会传导至大脑皮层的枕叶区。从那里，这些信息会传递至大脑皮层的许多其他区域，包括执行控制中枢、感官运动系统、前庭和听觉处理系统等。与视觉相关的神经纤维在人类的决策和行为中扮演着广泛且重要的角色。

人类有一些特定的通路模式，它们在日常功能中发挥着非常重要的作用。

- 视觉通路（看到事物）。
- 前庭 – 眼动反射通路（平衡与视觉结合，例如翻正反射，即借助重力找到正上方）。
- 眼球运动通路（眼球运动控制）。
- 背侧通路（定位物体、自我和运动在整个空间的位置）。
- 腹侧通路（识别看到的物体和重要的细节）。

尽管在敏锐度上无法与鹰或其他猛禽相比，但人类的确拥有相当出色的视觉技能。人类还拥有一些独特的通路模式，可以将文字与视觉信息连接起来，因此，即使所谈论的对象或事物实际上并不在场，我们仍可以与其他人分享。我会给出一个简短的清单，列出我们每天使用的许多视觉技能。正是这些技能，让我们的生活变得更加顺畅无阻。

驾驶汽车会用到各种各样的视觉技巧，因此我着重举几个例子，来说明这些特定的技能是如何使用的。

● **视野**——视野是人类的视觉系统在任一时刻可见的空间范围，主要分为以下 4 种：聚焦或定向视野、中心视野、周边视野和远周边视野（视野的外边缘）。

1. 聚焦或定向视野是指视野中心周围大约 8° 的圆形范围，距离眼睛 46~91 厘米。

2. 中心视野是两侧各加上 30° 的范围，大约 91 厘米宽，有一臂之长。

3. 周边视野是两侧各加上 30° 的范围。在这个范围内，我们能注意到闪光、颜色或运动，但看不到细节。如果要观察细节，我们就必须调整自己的眼睛和头部。

4. 远周边视野是再延伸 30°~40° 的范围。在这个范围内，我们能够感知运动，也能对可能的动作保持警觉，但如果要获取更多信息，就必须转移视角。

回想一下你在驾驶时直视前方视野的时候，尽管你的视野是看向中心区域的，但你可能非常清楚地知道两侧发生的事情。

● **自动调焦**——从近到远、从远到近的视觉敏锐度调整能力。这一过程通常在 220~250 毫秒内快速发生。随着年龄的增长，我们通常会出现无法看清一臂之外事物的情况。

不妨再次用驾驶汽车作类比，回想一下你是如何将注意力从速度计转移到公路路标上的。

● **适应能力**——从亮处到暗处、从暗处到明处的适应能力。光线适应的过程需要较长时间，因为主要是由视杆细胞来完成这项工作，可能需要 20~30 分钟才能完全适应，因此，在有限的光线下，颜色视觉（视锥细胞）仍然可以工作。

驾驶时，进入和离开光线较暗的隧道后，你的视觉必须迅速适应。

● **深度知觉**——利用双眼的综合图像判断深度、距离、图形－背景辨别[1]，以及二维与三维图像，并组织手、脚和身体对不断变化的特征及表面做好准备，以便作出反应，并迅速适应其变化。

在驾驶中，深度知觉的一个具体例子是，在左转弯前，你得判断迎面驶来的汽车开得有多快。

● **有序扫描**——让每只眼周围的 6 块肌肉在可见区域内运用搜索模式进行协作和协调移动的能力，以找到预先选定的对象或查明异常或意外发生的因素。

1. 扫射性的眼球追踪运动——"点到点"或"对象到对象"的视动被称为"扫视"（选取点并忽略点之间的事物）。这在阅读、驾驶、行走、做任务、寻找东西和搜索时都会用到。

2. 平滑追踪眼球运动——平滑追踪是用眼睛追踪一个移动的物体或跟踪某个物体。如果一个物品并非目标对象，则很少会用到。

有序扫描在驾驶过程中总是会用到，例如，当你的注意力从前方的汽车转移到后视镜，再转移到前方道路时。

● **视觉注意**——自动关注某些视觉信息而选择性地忽略或不处理其他可用的视觉信息的能力。这项能力主要细分为以下 3 类。

1. 持续性视觉注意——长时间专注于一个可视项或活动的能力。

---

[1] 图形－背景辨别是指辨别一个观察对象的路径在何处停止，另一个观察对象从何处开始的能力。想象一下，你正盯着一个杂乱无章的厨房抽屉，里面的餐具随意摆放。图形－背景辨别能力让你知道披萨刀不是刮刀的一部分，刮刀也不是色拉钳的一部分，尽管它们都放在一起。

2. 选择性视觉注意——从背景数据中挑选想要的或重要的视觉数据的能力。

3. 分散性视觉注意——从一个视觉焦点切换到另一个视觉焦点，或注意同一个视域里的多个方面或多个对象的能力。

举一个视觉注意的例子，驾驶时，我们可能需要频繁地留意人行道上的行人、红绿灯和路牌。

● **颜色视觉**——主要由集中在视觉中心部分的视锥细胞处理。有3种类型的视锥细胞，每种类型负责处理一种波长的光。大多数视锥细胞能分辨红色，其次是绿色，只有少数能分辨蓝色。色盲者的视锥细胞有缺陷，而视锥细胞的缺失会导致区分颜色或准确识别颜色能力的丧失。

● **物体识别**——这是一项高度复杂的技能，尚在深入研究中。让人类在未知相关情况下，赋予某个物体目的和价值。它还能让人类基于过去对该物体或类似物体的经验，具备处理或使用某个物体的能力。如果你曾经遇到一个骑自行车的人突然转向车行道，那么当你再碰到一个骑自行车的人时，你的反应会与自己从未有过这种经历的情况下的反应有所不同。

● **面部识别**——这是人类大脑中尤为特殊的功能，即通过面部特征识别人。这个区域系统把名字和面孔关联在一起。识别人脸的障碍被称为"面孔失认症"。事实证明，婴儿在能够识别区分人的具体细节前，就擅长识别人面部带有积极或消极情绪的表情。他们从小对消极情绪的反应比对积极情绪的反应更强烈。此后，他们逐渐建立起将一张面孔归入熟悉或不熟悉类别的能力。最后，婴儿在约7月龄大时就能识别对他们来说很重要的特定人物。

● **视觉 – 运动整合**——这是视觉皮层与感觉运动皮层、小脑协同工作的能力，根据视觉输入和感觉运动反馈环路做出流畅的动作。当你减速驶向红绿灯时，你车上的乘客会明白，你正在进行从踩油门到踩刹车的平稳过渡。

● **视觉 – 前庭功能**——这是指内耳、感觉运动系统和视觉系统之间的连接，以协调注视、身体活动、重力感和平衡感。该功能随时在影响身体活动。

视觉是感官处理的重要组成部分，而认知障碍带来的变化对人的影响是难以置信的。以上列出的每一种功能都有可能受到某一类型认知障碍带来的严重影响。对许多认知障碍人群而言，一些功能区能幸免不受影响，而对有些认知障碍人群来说，其视觉功能会受到极大的挑战（图 11）。

大脑后部皮质萎缩（PCA）是一种主要影响视觉的认知障碍。它可以让人丧失许多视觉技能，甚至在症状刚出现的早期，视觉功能就常常出现问题。然而，更棘手的是，这些病例中，有许多是在他们运作系统面临严重挑战时才被诊断出来的。

血管性痴呆人群可能会因卒中而丧失一侧的视觉，也可能会因认知障碍引起的大脑皮层变化而出现视觉感知改变的问题。

路易体痴呆人群时常经历视觉变动，导致视觉错觉或幻觉，这是他们病情表现的一部分，例如表现为卡普格拉（Capgras）综合征（冒充者综合征）——认为一个长相相同或近乎相同的冒名顶替者取代了一个与自己关系密切的人。

伴有其他类型的认知障碍的人在生理功能或情绪受到困扰时也可

视觉皮层

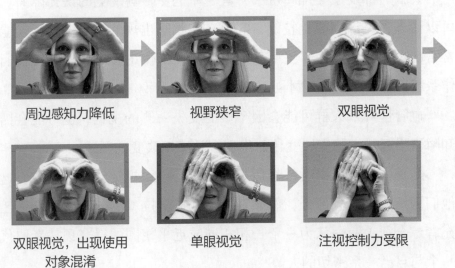

健康的大脑　　　　　　**伴有认知障碍的大脑**

随着视觉的变化，我们对安全的感知也在发生变化

周边感知力降低	视野狭窄	双眼视觉
双眼视觉，出现使用 对象混淆	单眼视觉	注视控制力受限

图11　不同大脑的视觉皮层

能出现视觉幻觉。

对幻觉的判断失误可能会导致我们对急性健康问题的处理不当，或者将精神错乱的药物用于治疗认知障碍的症状。

由于视觉是人类行动、反应和行为的核心，因此，注意到认知障碍人群的视觉变化，并确保我们在做任何事情时都能运用剩余的身体功能，这一点尤为重要。在认知障碍人群的世界里，视野和视觉功能可能会出现很多问题，也确实出现过很多问题，因此，我们很容易忽视剩余视觉功能的作用。多用视觉信号、少用言语，可能有助于确保所传达的信息被接收到。

我们还必须认识到，在我们进行互动、考虑环境情形以及对出现的情况作出反应的过程中，我们的视觉功能将发挥重要作用。

在认知障碍的世界里，能够站在他人的视角去理解问题是成功的关键。

- 建立有效的关系。
- 发起对双方都有价值和有意义的互动。
- 承受有限的压力和痛苦，完成重要的任务。
- 度过充实的生活，享受快乐和愉悦的时光。
- 成为社群的一分子，认可他人、相互支持、庆祝胜利，最重要的是，在悲痛、失落和悲伤时给予安慰。

大约 2/3 的感官处理都受到视觉信息的影响。我们每只眼睛约有 100 万根神经纤维。12 对脑神经中，有 8 对与视觉处理有关。在参与或回避的大多数活动中，我们都会大量用到视觉。虽然对眼睛的控制是高度复杂和综合的，但在某些方面却非常原始。据估计，人类在看到另一个人的 7 秒钟内就可以作出喜欢或不喜欢这个人的决定。人类会根据外观快速作出决定，如是否愿意品尝饭菜或某样东西。

对于认知障碍人群的照护，"站在他人的视角去理解问题"的策略并非可有可无，而是必不可少的，这关乎所有认知障碍人员的幸福。当我们从另一个视角去理解问题，尝试完成一项有局限性的任务时，考虑一下"如果……"发生的话，会出现什么情况。这些都有可能会改善照护方法和照护环境，为各种类型和程度的认知障碍人群提供帮助。

我们将在下一章讨论视觉信号、语言信号以及触觉信号的重要性。

第八章

学会运用照护提示
——为成功互动做好准备

作为职业治疗师，我在职业生涯中进行过深入的研究，并为多种群体，特别是认知障碍人群提供了直接的照护服务。我了解到认知障碍人群在面临大脑变化带来的挑战时，会如何努力适应并驾驭自己的世界。我希望可以分享我观察到的一些现象和一些可以帮助照护者改进工作的线索。感官系统（视觉、听觉、触觉、嗅觉和味觉）是帮助人类了解世界并与之互动的重要途径。

在上一章关于视觉的探讨中，我们提到所有人都生活在接收、处理感官数据和使用这些信息的持续循环中。当伴有认知障碍时，感知过程就会存在阻碍。认知障碍人群仍渴望如常人一般融入社会、与人交往，他们始终在积极寻找适应和应对的方法。和认知障碍人群打交道时会遇到一些有挑战性的情况。例如，你可能正好在经历他们感知过程中的崩溃。虽然这可能会让人感到困惑或沮丧，但这很有可能已经是认知障碍人群在当时情况下，以其当时的能力来理解和满足自己需求的最好尝试。

尽管认知障碍人群和外界打交道的能力正在衰退，但他们仍然需要与外界保持接触。在此过程中，我们对认知障碍人群的协助显得至关重要。第一也是最重要的步骤就是观察。通过投入时间进行观察，我们往往能够洞察患者在特定时刻仍然具备的身体功能。**若我们能更加全面地了解他们尚能完成的事项，而非仅关注其无法做到的部分，**那么我们将能够选择更为贴切且有意义的方式来支持和照料他们。这就需要着手进行观察，而不是对正在发生的事情进行假设。

第二是寻找感官方面的信号。从认知障碍人群与他人和环境的互动中，我们可以获得关于其能力的蛛丝马迹和其他相关信息。我们应秉持尊重与理解的态度，通过观察了解认知障碍人群如何通过 5 种感官与外界发生联系，来评估其能力。当观察到照护对象在做某事或不做某事时，我们可以了解关于照护对象及其身体功能的宝贵信息。我们还应关注照护对象从环境中接收到的各种信息（图 12），以及他们可能存在的任何未被满足的需求。

视觉信号

注意一个人关注的是什么。他们能看到的和你能看到的有什么不同呢？视觉信号通常是人类获取信息数据的首选方式。随着时间的推移，认知障碍会导致大脑枕叶发生许多变化，例如，影响视野、物体识别、对图形 – 地面意识和对深度的感知。由于这些变化，认知障碍人群可能真的不知道你就坐在他们旁边。即使你能够看见他们，他们可能也看不到你。如果你已经观察并意识到这一点，那么在尝试进行沟通或提供支持或照护前，你可以确保自己能够进入他们的视野内，

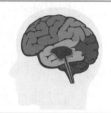

大脑接收信息的5种方式

视觉：

- 视觉数据
- 通过眼睛接收
- 处理区域：枕叶

听觉：

- 通过耳朵接收信息
- 处理区域：颞叶

触觉和体觉：

- 感觉 – 运动数据
- 通过皮肤、肌肉和关节接收及发送
- 处理区域：前额叶、顶叶

嗅觉：

- 嗅觉数据
- 通过鼻子接收信息
- 处理区域：前额叶、顶叶、边缘系统（大脑深处）

味觉：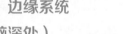

- 味觉数据
- 通过舌头接收信息
- 处理区域：前额叶、顶叶

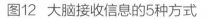

图12　大脑接收信息的5种方式

并以一个让他们感到舒适的距离出现。试着从 1.8 米以上的距离开始出现在他们的视野内，建立眼神交流后，与之进行交谈并拉近距离，站在略微偏向照护对象的一侧。

你可以通过做实验来感受一下认知障碍人群视觉能力发生的一些变化。

要了解在任何时刻接收大量视觉数据的能力受限可能是什么感受，可以试一试对周边视野加以限制。把双手圈起来（示指与拇指相触）放在眼睛上，好像在用双筒望远镜看东西一样。这种感受接近于在认知障碍中期阶段可能会接收的信息。

可以自己尝试着做以下两件事。

第一，戴上"双筒望远镜"，往下看你的衬衫，判断衬衫是否干净。

第二，戴上"双筒望远镜"，小心地在房间里走动，注意哪些看得到、哪些看不到。当你四处走动时，你的视线集中在哪里？你对周围的人和物的认识是什么？

找一位同伴一起尝试以下做法，看看哪一种感觉更好。

● 现在，让合作伙伴从约 3.6 米远的地方朝你走来，直到距离你的脸有一只手臂长（约 90 厘米）的地方才停下来。

● 接下来，让其从 3.6 米远的地方开始走过来，并在 1.8 米远的地方停下来。

在周边视野受限的情况下，哪种情况会令你感到更舒适？

当你用"双筒望远镜"观察同伴时，让他或她站在你面前，距离你有一臂之长远。

○　让同伴直接站在你面前，这样如果你们中的任何一个人向前走一步，就会撞到对方。

○　让同伴左脚不动，身体向右后方转动，同时右脚向后退，这样他或她最后会站到你的右侧，挨着你的右肩。你可能要转过头去，才能看到他或她。现在你们二人呈90°，如果你们中的任何一个向前走一步，就会在各自面前越过彼此。

想一想戴着"双筒望远镜"的视野，哪种情况会令你感觉更舒适？

这些活动对于你对周边视野以及认知障碍可能引发的变化的认知产生了怎样的影响？在如何以更为贴近的方式接近，并与你交谈的照护对象进行互动方面，你又有哪些深刻的体会与心得？

思考一下提供视觉信号的价值，这些信号提供了活动的信息和背景，例如，外出时穿的外套，或者梳头时需要用到的梳子。如何运用这些视觉信号来辅助作出选择，从而和你的话相匹配，例如，"你更喜欢蓝色衬衫还是红色衬衫？"

听觉和语言信号

在与照护对象交流时，他们话到嘴边却说不出来，用错或曲解了词语的意思，请注意他们说话的节奏、强度、模式和音量。想一想他们讲的话或试图用行动而非用言语来交流的内容。同时，需密切关注他们对我们话语的回应情况，包括是否有回应以及回应的质量。缺乏回应可能是某一特定时刻能力受限的一种暗示。照护对象听见你说话了吗？他有没有真的对你说的话进行了处理？你得到的回应表明对方理解了吗？对方的身体有什么反应可能会给你提供一些线索？为了减少你做出错误假设的风险，可以试着一一确认。你们有眼神交流吗？对方说了什么？如果有，把对方说过的话再说给他们听，以确认你已领会他们的意思。你是否想到可以向照护对象展示的任何手势或物品，从而为你正在传递的信息提供补充支持，或者表明你思考过他们所回答的内容？将你的节奏与他们的回应时间进行匹配很重要。你可能需要给他们 3~5 秒或更长的时间来处理你的问题并给出回应。在他们有机会做出回应前，克制住大声说话的冲动、多次重复问题或多次重新表述你的问题。考虑他们提供给你的单词，并在交流时尝试使用类似模式。随着理解能力和说话能力的改变，使用面部表情、手势、演示或道具这些有用策略会让认知障碍人群感到更舒适。

运动和触觉信号

在观察照护对象时，留意哪些事情引起了他们的兴趣，哪些事情是他们所回避的。你注意到哪些技能与力量能力？做熟练的动作（如扣纽扣或拉拉链，揭开牙膏的盖子，或用餐具吃饭）是否变得困难？这些能力的改变可能对他们的日常生活造成困扰，甚至可能是他们停止自主进行个人护理的原因？灵活性或感觉上的变化是否可以解释某个物体被绕开或任务做得不好的原因？移动、触摸或静止的动作和反应是否值得探索或关注？值得注意的是，虽然认知障碍人群表现出好奇心，但很多人缺乏安全意识。认知障碍人群如果没有意识到他们正在经历的变化，可能会认为我们为了他们的安全起见而做出的行为和努力有威胁性或不必要。因此，在照护过程中，我们需要谨慎对待可能存在的安全问题，既要避免忽视这些问题从而埋下隐患，也要避免因冲动限制使情况恶化。在照护过程中，我们应避免采取过于粗暴或无效的方式与照护对象沟通，如隔着房间大喊照护对象的名字，把物品从他们手中抢走或者把他们从门边拉开（如果是无心之举），这些都会导致严重的后果。

在接下来的内容中，我们将提供更多关于提升照护线索有效性的信息，这将为成功互动提供指导。重要的是，要理解并意识到，随着时间的推移，认知障碍人群所有感官体验几乎都会发生变化。这意味着，视觉能力、听觉处理和理解能力都会发生变化。虽然他们听到声音的能力通常不会改变，但从前景声音中分辨背景声音、定位声音来源和解释声音价值的能力肯定会受到影响。在触觉和体觉这一复杂且相互交织的领域，患者的感知能力和解释能力同样会发生变化。而且，感知和操控物体的能力将会减退。内外部疼痛、不适和愉悦等信号都可能被错误解读或丧失，这些信号可能包括轻抚、深度压力、温度和敏锐或迟钝的意识。准确地识别气味和味道的能力以及认知障碍人群对与特定情况或物品相关的危险的认识也可能发生变化。对于认知障碍人群而言，每一种感官体验都在发生变化，这会影响到其行为以及交流信息的发送和接收，从而影响其与他人的关系。如果我们真的理解这一点，愿意通过好奇的视角展开观察，同时尽我们最大努力，就可以进一步理解，并选择以更有意义的方式支持和照护他人。这种视角的转变将有助于改善人际关系，并为照护者与照护对象之间的互动设定更具体的目标。最重要的是，这些变化给了认知障碍人群一种他们正在竭尽全力地发挥自己的能力的感觉，从而让他们收获了更大价值感、个人选择感和对生活的掌控感。

第九章

了解寻找位置方向的原理

和许多其他生物一样，人类也有内置导航系统，能够找到从一个地方到达另一个地方的路，并回到最开始的地方。大量研究和调查证明这个系统非常复杂，它位于大脑深处的海马体，并连接到许多其他位置上。认知障碍发生时，海马体是功能丧失的高危区域，它还负责学习、记忆新事物与感知时间（时间定向）（图13）。

不同的认知障碍以不同的方式影响着海马体，但很多认知障碍都会破坏我们利用各种信号和传统方式来了解自己所处位置以及到熟悉的地点或返回出发地点的能力，比如转弯的方向、转弯的顺序以及从地标背面进行视觉识别，都会使我们独自外出变得困难和危险。当我们不知道自己身处何方、怎样来到当前地点，或者怎样才能回家的时候，就会受到突如其来的心理打击。这种情况既可怕，又让人不知所措。

路径寻找（wayfinding）可以帮助认知障碍人群独立地从一个地方到达另一个地方。路径寻找是指人们在寻找从一个地方到达另一个地

海马体

学习和记忆中心

认路 ● 学习和记忆 ● 时间意识

健康的大脑

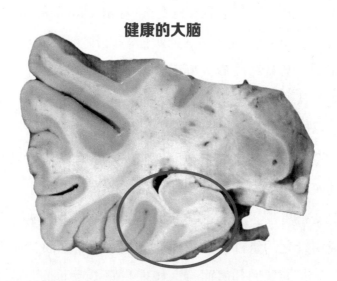

伴有认知障碍的大脑

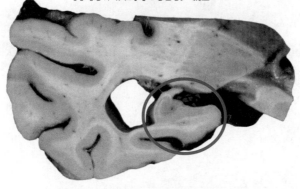

图13　不同大脑状态的海马体

方的路时的所见、所想、所做 [1]。

例如我们怎样从 A 点到 B 点再返回？要通过什么方式才能找到卫生间？上周购买的卫生纸放在哪里了？怎样去银行、杂货店、加油站和干洗店，然后回家？

任何熟悉《依然爱丽丝》（*Still Alice*）的人，无论是莉萨·吉诺瓦（Lisa Genova）写的书还是朱莉安娜·穆尔（Julianne Moore）主演的电影，都可能回想起爱丽丝找不到所住酒店并经历恐慌的场景。不幸的是，对于大多数认知障碍人群而言，这是经常发生的真实情况。对于陪伴和支持认知障碍人群经历这一切的人而言，这也可能会令他们伤痕累累，不堪重负。

我们试图用语言和解释来帮助他们，却没有任何效果。增加我们提到某事的次数或提高我们试图加以解释的音量，会让人觉得有威胁性，让情况变得更糟。我们这样非但不能打破这堵"墙"，反而把它变成一个更情绪化的事件，让我们变成他们的对立面，而不是在与恐惧、沮丧和痛苦的他们并肩而行。如果我们不停下来重新评估情况，尝试立即帮助照护对象，就可能会把情况从一个简单风险变成一个对照护对象、他人、我们自己和环境而言都十分危险的情况。实际上，我们可能在冒险制造新的感觉痛苦的记忆，记忆被错误地归档，且没有用正确的细节来准确地填充。

这就给照护者带来了挑战，因为一些曾经让照护对象感到安全、

---

[1]Brawley,E.C. (1997). Designing for Alzheimer's disease: Strategies for creating better care environments. New York: Wiley.

熟悉的地方和空间记忆，到了现在，也会令其感到有危险，并认为应该不惜一切代价去避开危险。这些地方可能包括卧室、浴室、餐桌、护理院和（或）餐馆。照护者对认知障碍人群迷路的恐惧增大，导致其极力限制认知障碍人群离开周围环境，使他们变得越来越不愿意出门。认知障碍人群不管是要出去多长时间，甚至在家依旧感到不舒服。因此，他们需要悄悄离开并试图找到"家"。照护对象还可能害怕让任何人进来这个"家"，甚至不信任最亲密的朋友或家人。

当认知障碍发展到中期阶段，认知障碍人群越来越难利用环境中的线索引导自己从这个地方到达那个地方，甚至从家到达另外一个熟悉的地方，并有始有终地回到家里。这种现象在所记录的认知障碍人群悄悄溜出去游荡的可能性中起着重要作用。60%~70% 的认知障碍人群会意外地离开某个地方，迷路或失踪。认知障碍人群是世界上第二大最容易迷路的人群，儿童则排在第一位。这导致大量志愿者被派出去搜索和救援，也给公共服务商带来了巨大的时间成本和金钱成本，更不用说所有参与者的情感成本了。对于认知障碍人群迷路或因情感杂事而离开，并且无法判断迷路地点和迷路时间的可能性或概率而言，增加安全网设置并提前思考和仔细规划显得至关重要。

当认知障碍患者的大脑内部路径系统变得越来越不可靠时，我们该如何提供支持和帮助呢

疾病的发展改变了认知障碍人群知道要做什么、在哪里做、何时做以及何时过渡到其他地方做某事的能力。正因为如此，我们有必要改变提供帮助的人以及提供帮助的地点。进入一个新的环境或环境中的人发生变换，都会对所牵涉的人产生一定压力。然而，避免急需的改变也会增加受伤或事故、孤立或脱离的发生风险。此外，这让认知障碍人群适应不同地方或情况，并对新地方和其中的人产生感觉都变得没有可能，即便不必拘泥于细节。

这里有一些有用的建议，可以通过使用一些环境策略来支持照护对象的出行能力。

有效的路径寻找提示如下 [1]。

- 地标——特定的某棵树或花园花坛。
- 室内和室外装饰方案。
- 雕塑、绘画或其他装饰特征。
- 规划的建筑特色，如个性化的门洞出入口。
- 色彩变化。
- 光照变化。
- 地面变化。

我们该怎样提供帮助

- 采用简单的标识，原因是认知障碍人群可能不再能理解复杂的语言或不再能进行书写。
- 对于使用轮椅的照护对象，标识设置的高度应与人眼的视线高度相一致。

---

[1] http://www.health.vic.gov.au/demential strategies/wayfinding.htm

- 使用明亮的对比色。
- 对房间入口进行个性化设计，使其与个体的相关程度更高。
- 建立规律的时间表，将每天作息安排在相同的时间和地点。
- 创建特定用途的房间，以便照护对象知道进入房间后要做什么。
- 让餐厅、浴室和客厅等主要地点更容易被照护对象看到。

对于我们所有相关的人员而言，选择提供帮助的方式会对照护对象的调整和适应能力产生重大影响。

最后，我们要知道，在照护对象即将离开这个世界时，为其提供一个安全的避风港仍然很重要。这是一种保证。也就是说，在照护对象即将告别肉身皮囊时，我们可以提供友谊、亲密和宽恕，让照护对象知道可以放手前行了。我们会想念他们，仍然爱他们、尊重他们。最重要的是，在放下一切时，照护对象并没有放弃，我们也没有。我们只是给了照护对象一个可以完全释放和圆满的机会，承认我们的任务已经完成，对于所有人而言，一切都会好起来。

第十章

漫无目的地游荡

"游荡"被定义为在没有固定计划的情况下，从一个地方到另一个地方或漫游、闲逛。在无人看护的情况下，认知障碍人群四处游荡是很危险的，而且这种情况的发生比想象中的更常见。**在认知障碍人群中，10 个人中有 6 个会外出游荡。**阿尔茨海默病或其他类型的认知障碍人群可能不记得自己的名字或住址，甚至在熟悉的地方也会迷失方向。

哪些人处在四处游荡的危险中

任何有记忆问题并能够走动的认知障碍人群都有四处游荡的危险。即便在认知障碍早期阶段，认知障碍人群也会有一段时间容易迷失方向或感到困惑。提前为这种情况做好计划很重要，因为游荡走失在认知障碍人群中很常见，而且可能发生在认知障碍发病的任何阶段。

注意认知障碍人群出现以下警示信号。

- 日常散步或开车回来的时间比平时晚。

- 试图履行以前的义务，比如上班。

- 试图或想要回家，即便明明在家中。

- 坐立不安、来回踱步或重复某些动作。

- 很难找到熟悉的地点，如浴室、卧室、餐厅。

- 询问现在或过往亲友的下落。

- 表现得像是在从事一项业余爱好或家务，但其实什么都没做（例如围着花盆和泥土打转，但实际上没有种下任何东西）。

- 在新环境或变化了的环境中显得迷茫、不知所措。

世界各地都有团体提供方案和设备来协助监控和定位四处游荡的认知障碍人群。这些支持包括多种选择，旨在确保其安全，并实现有效跟踪，如佩戴于颈部的设备、佩戴于手腕的智能手表或手环以及可置于鞋内的装置等，这仅是其中几种代表性示例。这些辅助设备增强了认知障碍人群的安全感和与外界连接的感觉。其中一些设备具备GPS定位功能，可以帮助找到那些有可能游荡的认知障碍人群。

作为照护者，既然你知道了这些警示信号，那么如何才能降低他们游荡的风险呢？ 以下是阿尔茨海默病协会（the Alzheimer's Association）网站上的一些提示。

- 为照护对象提供锻炼的机会，以减少其焦虑、烦躁和不安的情绪。

- 确保照护对象的所有基本需求得到满足（如厕、补充营养、口渴喝水）。

- 为照护对象安排日常活动，如叠衣服或准备晚餐，从而固定其日常作息习惯。

- 在照护对象感到迷茫、被遗弃或迷失方向时提供安抚。

- 避免去购物商场等混乱的、容易迷失方向的拥挤场所。

- 在外门上安装或高或低的门栓（仅当你和照护对象一起在家时）。

- 保管好车钥匙（认知障碍人群的游荡方式也许不限于步行）。

- 不要让照护对象在新环境中无人看管。

- 慎重考虑将照护对象的情况告知当地认识并信得过的店主和邻居，并留下联系方式——他们也许可以帮忙留意一下。

- 如果照护对象在白天有活动计划，住宿暂托护理或长期护理，请将照护对象四处游荡的倾向告知工作人员。也可以询问护理院关于安全行走以及有游荡倾向患者的照护制度。

如果照护对象确实会四处游荡，应考虑以下建议，以避免发生意外情况。

- 照护者应考虑携带一张卡片，上面写着"我是认知障碍照护对象的照护人"。

- 确保照护对象携带某种形式的身份证件，或在走失情况下可以联系的人的姓名和电话号码。可以将其缝在夹克或手提包里，这样就不容易弄丢。

- 如果照护对象有手机，应确保手机保存了基础照护者的手机号码，并且容易被找到。如果手机是开着的，一旦照护对象失踪，就有可能被追踪到。

不要做的事情

如果明知道照护对象在发生火灾或紧急情况时无法安全撤离大楼，我们还让照护对象单独留在家中、公寓或大楼里，就是疏于照护。更重要的是，要立即采取相应措施，寻求援助或支持，以确保即便照护者因故无法在场，照护对象也能得到必要的监控与照护。

依靠安眠药等药物来阻止照护对象夜间起床，并不是一种安全的做法。大到足以阻止照护对象醒来或行走的足够剂量的药物，会增加其发生跌倒的可能性，导致尿失禁，增加混乱情况，并带来记忆问题。此外，部分个体在药物作用下仍无法入眠，甚至被迫四处走动，致使药物效果难以持久。当务之急是有一个安全的环境来减少与跌倒有关的伤害，并减少照护对象在无人看护的情况下离开或私自外出的风险。

第十一章

不断重复的话语

我感到好奇的地方在于：

为什么认知障碍人群会一遍又一遍地重复同样的动作、话语或互动？

为什么有些人似乎在一遍又一遍的重复中找到安慰，而另一些人则感到厌烦或烦躁？

是什么原因造成这种差异？

有什么不同的措施对这两种人都起作用吗？

我们可以做些什么来改变互动，以便让发生的事情都可以被接受，并且让我们能够得到不同的结果，而不是停留在一个重复的循环中？

我们怎样才能做到这一点？

我们对人类大脑、大脑发育、脑功能和脑衰竭的了解，告诉我们人们为什么会重复一些事情。重复通常发生在以下情况（下文中"我"为"认知障碍患者"）。

● 我正在尝试学习一些新东西。事实证明，我正在创造一种新的突触通路，以供将来继续使用。多次重复某件事会加强神经元的放电，使我能够更容易追踪路径，而不必费劲去寻找。这种方式会将原先以单独元素进行思考或处理的模式，变成一种全新的自动模式。

1. 文字 = 颞叶 = 海马体，颞叶的海马体负责文字表达。

2. 运动 – 感觉 = 顶叶 – 额叶 – 海马体，顶叶 – 额叶的海马体负责运动感觉功能。

3. 视觉 = 枕叶 – 海马体，枕叶的海马体负责视觉功能。

● 出于某种原因，我确定这一新数据或流程对我的健康很重要。这对我来说很重要！如果这很重要，那么我会尝试将一段信息锁定在存储单元中，以便以后访问和使用。如果我有一个满意或不满意的结果，它可能就会触发一个喜欢、想要或需要重复的想法，直到我知道自己可以重复一次。我之所以想拥有同样的经历，是因为这种感觉确实不错；同样，我想避免同样的经历，因为某种感觉太糟糕了。

● 我认为其他人会希望我知道这件事或做这件事，我想取悦他们。

● 我正在练习一些东西，这样我就可以做得更好或更快。

● 我一遍又一遍地做，因为毕竟我有事情在做，总比什么都没做要好。

鉴于所有这些意识和知识，当我不断重复某些事情的时候，对于与我共处的另一个人而言，意味着什么？无论我是在学习新东西，试图抓住从我身上消失的东西，还是试图重复过去给我带来快乐或不适的东西，你都要准备好对我的重复行为做出反应，原因有很多（下文中"你"为"照护者"）。

● 回应可以让你控制重复的方向和力度，而不是帮助其养成一直重复的习惯，让人不舒服或浪费时间。

● 注意重复行为并确定其目的，有助于指导你发现替代的刺激方式，为你我带来更愉快的结果。

● 简单的反应只会产生更强烈或更频繁的重复，因为它会导致更多情绪化反应。

● 人类以各种方式消遣时间。学习玩耍的技巧可以动态的改变互动，使之成为一种兴趣和改变的焦点，这样你就能以不同的方式看待互动，从而改变你的互动方，获得令你们双方都满意的结果。

● 你可以帮助其他人提供类似和有效的互动模式，这样我就可以从更多的人那里得到我想要的结果，以减轻单一回应者的负担。

以下是帮助引导重复性问题的 5 种支持性沟通策略的简要清单和描述。

● **连接**——使用积极的肢体方式（positive physical approach，PPA）。

● **反馈**——通过重复某些单词来确认已接收的信息。

● **提供**——以视觉 – 语言 – 肢体动作的方式给出所需信息。

● **打断**——用一个新的想法（如视觉、语言、肢体动作）暂停——发出要进行改变的前导信号。

● **寻求**——使用"积极行动启动器（positive action starter，PAS）"来转移话题。

了解照护对象和日程以及你自己的日程是很有意义的。在谈话中，照护对象会愿意或有兴趣到哪里？他们愿意做什么且能够做什么？有哪些必去的活动或地方总能提供良好感觉或价值感？你希望他们接下来做什么？考虑到所有这些情况，你如何让这些可能性结合起来？

第十二章

行动能力的启动

与行动能力有关的一个重要关注点并不为人所熟知，而且可能很难被注意到。在照护领域，它被称为"启动"（initiation），也就是指开始的能力，是从想做某事到实际做某事的一种行为。

这项任务相当复杂，需要大脑多个部位通力合作，才能将一个想法付诸行动。我们把这种能力分解成五大要素，目的是确定照护对象在哪些方面仍具备某些功能以及在哪些方面有身体功能的缺失，再通过不同方式进行补充或支持。

● **行动的欲望或意愿**——第一个难题是，照护对象是否能感知到行动或执行的价值。照护对象希望作出行动吗？行动的意图可能是为了得到他们得不到的或在另一个地方有价值的东西，也可能仅仅是为了达成不想再静止不动的愿望。

● **理解开始行动的指令**——第二个难题是，照护对象是否能够接收听觉信息并将其转化为身体力行去做某事的规则。我们的要求是否明确，或是否表明采取的正确行动步骤？"你渴吗？我们去拿一杯饮料。"只有当照护对象能够做到以下几点时,这些问题才能帮助他们开始行动。

1. 理解信息。

2. 准确评估口渴程度。

3. 将喝一杯饮料的欲望与起床行为联系起来。

4. 感谢你愿意提供饮料,但前提是照护对象和你一起。

● **行动启动**——一旦照护对象确定自己想要行动或做某事,第三个难题是,他们是否能够向大脑运动带(motor strip)发送信息,从而开始行动。他们能从大脑的思考区进入大脑的运动区吗?如果不能,照护对象可能会表示他们确实想做某事,但后来没有去做他们同意做的事。然而,如果没有照护者的通力合作,要弄清楚问题是出在照护对象获取数据、处理请求的环节,还是让行动的决定转化为肢体行动的环节,往往是很棘手的。

● **行动规划或排序**——一旦开始行动,人脑就必须确定下一步怎么做。每个任务都被分解为子程序,每个子程序都有组件。大脑连接或存储方面的问题可能会导致信号丢失或沿途的任何点失灵。因此,我们可能会注意到某人身体前倾,但他们没有站起来。他们可能站在门前,但是不会转动把手去开门,或者会反复拿起和放下勺子,但不会吃上一口食物。

● **开始行动时的不安**——如果开始一个行动会引起疼痛、不适或恐惧,那么一动不动似乎是更好的解决方案。我们很容易认为缺乏行动是由于认知障碍,而事实上,这可能是由于大脑变化和关节炎、肌肉酸痛、看不见的伤害或跌倒、平衡或前庭问题、视力变化、创伤后应激障碍、焦虑或抑郁等多个因素共同造成的。

改变并让事情朝更好的方向发展的第一步是要有好奇心，并尽全力更好地理解为什么事情会以这样的方式发生。只有这样，我们才能制订合适的策略，提供更好的选择、替代方案和支持。

仔细研究这五大要素，思考一下我们有没有可能通过改变某些东西来配合能力的转变。

这里有个例子可以帮助你。

如果照护对象看起来没有想通过运动来减重、使用肌肉或满足他们需求的欲望或意愿，可以尝试以下任何一种方法。

● 他们会自发地跟着节奏移动吗？如果我播放音乐，或者我在他们可以看到的地方演示一个重复的动作，这会不会让他们在不需要理解动作价值的情况下进行模仿？

● 他们会随着年代久远的音乐节奏移动吗？如播放摇滚摇篮曲、童年游戏音乐、青少年舞蹈音乐，甚至是让人想跟着拍手的音乐。

● 是否有可能引出他们自发的、不经过思考的活动？拿出一个可以触摸、移动、抚摸或处理的，没有威胁性的物体，然后把它稍稍移开，或提供比第一个物体距离稍远一些的第二个物体，让照护对象主动去拿，可以帮助照护对象从静止状态进入运动状态。

● 你能否用友好的、提醒性的声音加上一个动作，使照护对象作出行动反应，而非考虑是否要移动？说一些类似话语，比如："蒂帕，嘿！看看那个！"用有感染力、面带微笑和带有好奇心的声音，另外用手指着中心视野中对比度高的物品。

让照护对象保持活跃和行动，对所有人来说都是好事，挑战在于找出阻碍他们的因素，以及我们可以选择做什么来帮助他们。

第十三章

谵妄、抑郁和认知障碍
三者的鉴别

在医学界，谵妄、抑郁和认知障碍是区分认知能力变化、精神状态改变、行为转变的传统方式。医疗机构用这种方式来梳理正在发生的事情，并决定如何处理或解决。历史上，用这种方法假定谵妄、抑郁和认知障碍是 3 种截然不同且互不相关的病症。最近的研究结果显示，这三者相互关联，可能相互预示彼此发病风险的增加。

随着年龄增长，人脑变得更容易受到化学变化、损伤和疾病的影响。首先认识一下预示以下病症变化之间的区别。

● 急性发病或医疗急症（谵妄）。

● 心情或情绪状况的症状（抑郁）。

● 认知障碍是一种慢性、渐进性发病及病程多为晚期的疾病，最终会夺走认知障碍人群的认知能力，因此提供尽可能好的照护和在发现变化时有效应对，至关重要。

谵妄、抑郁和认知障碍三者都有其各自独特的发病时间、持续时间、对警觉性或觉醒能力的影响、方向以及可能的原因和相应的治疗建议。了解这些差异，能够使我们减少不必要的住院、急性疾病诊疗延误、对可治疗的疾病不加治疗，以及过早出院的可能性。

据《英国精神病学杂志》（*The British Journal of Psychiatry*）报道[1]，抑郁的长者（定义为 50 岁以上的人）患血管性痴呆的可能性是不抑郁的同龄人的 2 倍多，而患阿尔茨海默病的可能性则高出 65%。

我们不能说晚年的抑郁会引起认知障碍，但可以说抑郁很可能会促成认知障碍。我们认为，抑郁对大脑有危害，轻微的脑损伤会加速退化过程。

严重谵妄发作也与认知障碍的风险增加有关。剑桥大学（the University of Cambridge）和东芬兰大学（the University of Eastern Finland）进行的一项研究报告[2]称，经历过谵妄发作的长者患认知障碍的可能性要大得多。强有力的证据表明，认知障碍人群中有 50% 的概率表现为抑郁、焦虑或两者都有的临床症状。对所有相关人员而言，至关重要的一点是，要认识到随着认知障碍病情进入晚期，大脑及其指导和协调人体基本功能的能力会被破坏，从而将创造一个导致谵妄的内部环境。即便我们不断尝试解决眼前的问题，但也无法从根本上

[1] Diniz BS, Butters MA, Albert SM, Dew MA, Reynolds CF 3rd. Late-life depression and risk of vascular dementia and Alzheimer's disease: systematic review and meta-analysis of community-based cohort studies. Br J Psychiatry. 2013;202(5):329-335. doi: 10.1192/bjp.bp.112.118307

[2] "Delirium Increases the Risk of Developing New Dementia Eight-Fold in Older Patients." University of Cambridge, 10 Aug. 2012, www.cam.ac.uk/research/news/delirium-increases-the-risk-of-developing-new-dementia-eight-fold-in-older-patients.

逆转认知障碍的进展，而这正是最终导致系统性衰竭的原因。因此，学习放手的艺术——不是放弃，而是放手——是所有照护者和支持者必须掌握的一项基本技能，如此才能提供最优质的照护和支持。

关注抑郁

我们的大脑以这样一种方式连接，即我们的想法会影响我们的感受和我们的行为。首先，我们要知道思考、感觉和行动之间存在强烈和多方向的联系，这意味着，这些功能中的任何一个都能以积极或消极的方式驱使其他两个功能。当我们的想法消极时，就会感到挫败，并且不想做那么多。这在我们的神经系统中是与生俱来的。其次，需要考虑的因素是，我们的各种系统在做它们经常做的事情时是最舒服的。我们以某种方式做得越多，就越会形成一种习惯，越会一次又一次地以这种方式行事。因此，如果我们陷入习惯性消极思考和感受，就会开始做得更少，并以螺旋式下降的方式，变得越来越没有能量和精力，从而导致悲伤、愤怒、沮丧、无所事事或消极应对。

下面有一个好消息。如果我们朝相反方向努力，专注于积极地思考和感受，就可以转变这种模式，从而提升自己，并对谵妄和认知障碍产生积极影响。建立加强新的连接并强化任何转变是一项任务，并且可能很困难。好消息是，一旦我们建立了新的连接并加以巩固，就会形成新的常规。随着年龄的增长，大脑学习新模式和新行为的速度会变慢。这就需要更长时间来建立新的路径，并使其成为常规。训练者可以教会老的狗狗玩新的把戏，但训练者必须有耐心、恒心、支持和积极的态度。

请注意，抑郁是一种受化学物质和认知驱动的疾病。这并不是说患者不能尝试改变，而是因为大脑的化学反应，我们可能难以在没有外部支持和化学物质增强作用的情况下获得所需能量或维持注意力。这意味着，**大多数抑郁**都需要通过包含以下 3 个部分的方法来治疗。

第一，增加向大脑提供输入的身体活动。

第二，增加支持性的谈话治疗，并提供内外部的正向强化措施。

第三，用天然和化学性质的支持来帮助大脑中的 5- 羟色胺和多巴胺化学组成变得更加平衡、更加有效。

有效的身体活动策略

● **确定内容**——列出一份可行的、可重复的、能够全面锻炼身体的、涉及多个部位的活动清单，让血液流动、心脏跳动、氧气流动、肺部工作，比如锻炼、做家务、做庭院工作、护理汽车、洗衣、跳舞、扫地、散步或摇轮椅（如果使用轮椅）。

● **寻找搭档**——确定一起进行活动的人员名单，就交谈偏好进行匹配（如果照护对象不是健谈的人，那么在活动开展时应限制交谈）。抑郁患者可能会发现自己很难开始活动，所以制订一个有其他人参与的计划至关重要。理想情况下，这位搭档是一个能够树立榜样、支持照护对象、与照护对象建立良好关系、推动行动并帮助照护对象创建例行程序的人。

● **设定短期目标，一步一个脚印地达成**——记住，在朝积极方向开始前，你必须停止消极状态，摆脱惯性。从简单的活动开始，然后逐渐缩短时间，提高强度、频率或重复程度，每次改变一点。提高的幅度要小，以至于当事人可能都没有意识到这一点。

谈话治疗

如果抑郁发病处于轻度到中度的范围，谈话治疗很可能是一个好选择。第一步是确保你能找到一个在抑郁治疗方面受过适当培训和获得认证、经验丰富的合格治疗师。你可以到相关医院官网查询，或者由主治医生推荐。

多巴胺起到什么作用 [1][2][3]

多巴胺会激励你根据目标、欲望和需求采取行动，并在实现目标时带来一种增强的快感。拖延、自我怀疑和缺乏热情与多巴胺水平较低有关。

如何提高多巴胺水平

把大目标分解成小目标——可以创造一系列释放多巴胺的小终

---

[1] "How To Increase Dopamine Levels." Mental Health Daily, 29 June 2016, mentalhealthdaily. com/2015/04/17/how-to-increase-dopamine-levels/.

[2] Buckley, Christine. "UConn Researcher: Dopamine Not About Pleasure (Anymore)." UConn Today, 10Dec. 2012, today.uconn.edu/2012/11/uconn-researcher-dopamine-not-about-pleasure-anymore/

[3] McIntosh, James. "Serotonin: Facts, Uses, SSRIs, and Sources." Edited by Debra Rose Wilson, Medical News Today, MediLexicon International, 2 Feb. 2018, www.medicalnewstoday.com/articles/232248.php

点，而不是只让大脑在到达终点时才庆祝。真正地进行庆祝至关重要。

5- 羟色胺起到什么作用

当你感到有意义或自己很重要时，5- 羟色胺就会流动。当5- 羟色胺缺乏时，你就会出现孤独和抑郁。

如何提高5- 羟色胺水平

⬤ 回想过往的成就，可以让你的大脑重温这段经历。你的大脑会很难分辨真实与想象之间的区别，因此在这两种情况下，都会产生5- 羟色胺。

⬤ 通过人工手段提高5- 羟色胺和多巴胺水平：有许多非常有效的方法可以人为地提高多巴胺水平。人工增加多巴胺，可以通过药物或其他补充剂来实现。

虽然人工增加多巴胺的方法往往最有效，见效最快，然而随着时间推移，大多数人会对这种效果产生耐受性。停用人工多巴胺增强剂后，大多数人的多巴胺缺乏症会比之前更加严重。

关注谵妄

谵妄是一种能力的急性变化现象，发病迅速，会导致能力、警觉性、觉醒能力、逻辑或感知的明显转变。谵妄的产生有各种各样的原因。有些是生理和身体方面的原因，而有些是情感、社会或精神方面的原因。如果谵妄状态是由病菌感染、电解质失衡、脱水、睡眠不足、药物相互作用或反应、受伤或缺氧引起的，且没有注意到这种变化或没有解决导致谵妄发生的原因，就极有可能导致系统性衰竭，患者最终会在短时间内死亡。

在试图确定所见所闻是否更可能与认知障碍、抑郁或谵妄有关时，需要考虑 7 个基本要素。以下是需要加以调查的 7 个变量。

- **发病**——什么时候开始？突然发病、近期发病还是渐进性？

- **持续时间**——持续多久了？症状是否稳定或持续还是消失？除非病情得到恢复或问题得到解决，否则是否会一直存在并随着时间的推移而恶化，直至死亡？

- **警惕性和觉醒能力**——照护对象的清醒程度和专注程度如何？其程度是否有从高度警觉到低度警觉的波动？相较于基线水平，警惕性和觉醒能力是否逐渐变得越来越重？

- **定向响应**——照护对象对地点、时间、人物和情况的认识能力如何？不同时间段的变化是否很大？诸如"我不知道"或"无所谓"之类的短语是否常见？他们是否给出不准确但相关的答案，或询问你为什么需要知道？

- **心情和情感**——照护对象的情绪状态和转变如何？其身体状况是否变化很大？是平淡、愤怒、悲伤、开怀大笑，还是无缘无故地眩晕或变得消极？是由周围发生的事情引发的，还是随着时间变化而出现的？

- **可能原因**——什么因素触发或导致了这些变化？更多是生理上的还是突然出现的情绪困扰？是季节性的、化学性的，还是情景性的？是由于大脑化学物质和结构变化导致的病情进展吗？

- **治疗影响**——什么治疗方法可能更有帮助？找出变化的根源，

并加以补救，结合使用合适的情绪调节药物或精神药物、谈话治疗和活动等方法来消除或控制症状。可使用支持性方法和调整环境，也可以考虑使用药物来对功能加以支持和帮助，因为目前仍然没有已知的治疗方法或药物可以减缓或阻止认知障碍的发生与发展。

为什么家庭成员和照护者熟悉这些不同的情况如此重要？由于这3种症状都可能出现在一个人身上，而且治疗方法各不相同，因此，了解照护对象基线功能的人，在评估任何状况时均应参与其中。这是至关重要的，因为人们所展现的能力和他们的感知会被3种疾病中任意一种改变，如果没有额外的指导，关于基线功能的假设可能会产生意想不到的后果，还可能会遗漏或误解能力上的变化。如果照护对象的身体功能突然发生变化，而其潜在的损伤却非常小，那么，有一个知识渊博、有能力的支持者则可以使我们所做的事情有很大的不同。然而，如果照护对象伴有路易体痴呆，必须谨慎地避免将其误诊为精神分裂症和误用抗精神病药物来处理其症状。因为抗精神病药物被普遍视为认知障碍人群的高风险药物。[1][2]

总之，以下视觉资料显示了这些不同病症之间的关系。当你考虑谵妄、抑郁、焦虑和相关认知障碍的情况时（图14），请记住以下几点。

[1] Source: Graham, Judith. "Does Depression Contribute to Dementia?" The New Old Age Blog. The New York Times, 1 May 2013. Web. 11 Apr. 2016.

http://newoldage.blogs.nytimes.com/2013/05/01/does- depression-contribute-to-dementia/?_r=0

[2] http://www.cam.ac.uk/research/news/delirium-increases-the-risk-of-developing-new-dementia-eight-fold-in-older-patients, 12 Aug.2010.

http://creativecommons.org/licenses/by-nc-sa/3.0/

- 它们看起来相似。
- 经常发生在同一个人身上。
- 有些可以解决，有些则不能。
- 认知障碍人群可以出现谵妄、抑郁、焦虑等症状。
- 认知障碍人群可能在同一时间或不同时间出现谵妄、抑郁、焦虑等症状。
- 它们都有不同的原因和后果。

在下一章中，我们将讨论如何确定针对认知障碍的恰当的健康支持类型。[1]

焦虑
表示可治疗的螺旋
上升模式。

认知障碍
表示确实会进展的身体功能变化，不能阻止或治愈，会随疾病类型的不同而变化；然而疾病进展的快慢取决于环境支持、社会支持和个人决策。

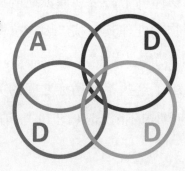

谵妄
表示身体功能发生
剧烈变化。

抑郁
表示可治疗的螺旋下降模式。

图14 谵妄、抑郁、焦虑和认知障碍之间的关系

[1] 匹兹堡大学医学院精神病学副教授梅里尔·巴特斯（Meryl Butters）是本章共同作者。

第十四章

针对认知障碍人群的
五类健康支持

在身心健康时，我们通常不会花很多时间去考虑应该寻求哪种形式的医疗帮助。当然，如果得了重病，我们会寻求治疗。在身体健康时，我们通常希望降低罹患慢性病，或健康问题加速发展的风险。然而，我们很少尽己所能来降低这些风险，因为这样做太麻烦了，成本高，太极端，甚至相关研究太少，以至于无法证明其价值的合理性。简而言之，就是付出太多，而可能得到的回报却很少。由于我们对这种情况缺乏关注，因此，我们未能完成自己的生前预嘱（advance directives），未能在身体健康时与我们的永久医疗授权委托书（durable health care power of attorney）受托人（我们的代理决策人）进行讨论。即便做了一些工作，我们也只是停留在表面，没有从深层认真审视我们的遗传密码和生活方式存在的风险。那么，这与接受认知障碍的诊断有什么关系呢？可以考虑以下 5 种可能的医疗形式。

- 预防性——防止某些事情发生。
- 治疗性——让某些事情停止发生，然后恢复到以前的功能和健康水平。

● **恢复性**——通过使用康复和补偿策略，在疾病发作前、中、后期重新获得一些能力或学习以新的方式行事。

● **维持性**——在没有办法改善的情况下，维持某种现状，不至于恶化。

● **姑息性**——根据病情或疾病进展，提供支持和安慰。

每种方法在其侧重点和使用的技术方面都是独一无二的。每种方法，在我们的医疗和身心健康方面都有一定的作用和地位，但没有任何一种单一的方法能够真正满足我们整个生命周期和任何疾病的长期发病过程的需求。

如果某种类型的认知障碍出现，在应该怎么做以及由谁来做这一点上，我们所思考、所知晓的一切都将受到质疑。我们可能会突然变得高度警惕，或在方式上变得咄咄逼人。我们可能变身为"狂热分子"或"冷酷监工"，不遗余力且竭尽所能去提供帮助。即便照护对象仍处于病情的早期阶段，一些医疗机构在转达认知障碍诊断时会立即跳到后期照护的考虑上。我们很少退后一步来考虑替代医疗方案的方式及方法。我们更没有兴趣仔细思考各种选择，以确定在特定时间点上最为恰当的做法，并为未来的可能性进行规划。

每一个选择都是独一无二的，都在我们的生活中占有一席之地。这个问题很复杂，但哪个选择适合你，适合你支持的照护对象，在哪个阶段应该做出改变，又该何从知晓呢？

我提供了一些可用的资源，以帮助你开始探索可能需要考虑的问题，首先为你自己思考，然后才是认知障碍人群。一些资源由认知障碍人群发布，代表了他们的视角及观点。其他资源则由机构或组织提供，这些机构或组织致力于帮助人们在因急症、慢性病、持续性疾病或终末期疾病而发生变故时，保持对生活的掌控。因为认知障碍涉及所有这些情况，所以会变得更加复杂。在认知障碍发展成危急阶段，让我们猝不及防之前进行探讨，变得至关重要。在进入医院急诊室、医生办公室、康复中心、疗养院、辅助生活社区、记忆护理机构或临终关怀医院的紧张氛围之前，花点时间思考一下自己的想法和需求。通过提前规划，让我们有时间去研究各种备用选项，而不是默认选择，不考虑照护对象以及我们自己的过去、现在和未来。

做出选择时，我们要想一想是否真的是我们伙伴所希望的。因为只有是他们所希望的选择，才会带来不同。也许有机会将团队聚到一起，把事情谈清楚吧。通过充分讨论可能发生的各种情况，最终确定最佳行动方案，这样我们可以全面了解过去、现在和未来的全貌。提前规划的好处是，随着事情的变化，我们将有更多时间重新思考。

有许多资源可用于支持照护者的偏好和目的。诸如此类的资源，对于照护者和认知障碍人群过上更高质量的生活及有意识地做出选择至关重要。这里只是其中几项。

补充资源：

● 5 个愿望（five wishes）——该组织提供生前预嘱文件，帮助人们以没有威胁性、肯定生命的方式讨论和记录他们的愿望。https://fivewishes.org/

● 《在认知障碍人群生命的最后日子里为他们提供舒适护理——家庭和朋友指南》（北爱尔兰版）（Providing Comfort Care to People with Dementia During Their Last Days of Life—A guide for family and friends）

● https://research.hscni.net/sites/default/files/Comfort Care Booklet.
pdf

● 《不要忘记我：认知障碍人群的姑息治疗》（Forget me not:
palliative care for people with dementia），作者是迪伦·哈里斯博士（Dr.
Dylan Harris）。这篇研究生文章讨论了姑息治疗在认知障碍中的作用。

● https://www.ncbi.nlm.nih.gov/pmc/articles/PMC2600060/

第十五章

来自蒂帕照护团队的回答

本书的上篇旨在帮助人们了解患认知障碍后的生活——认知障碍如何影响照护对象及其周围的人。除以上内容外，我们还想解决一些经常遇到的认知障碍相关问题。

关于颞叶变化的两个不同问题是认知障碍的典型问题。

第一，认知障碍人群一直拥有在音乐、诗歌、祈祷和数数等方面的能力，这是真的吗

第二，为什么认知障碍人群会使用粗话或不可接受的语言，而他们在患认知障碍之前从未出现过这样的行为

蒂帕的回复：

第一个问题，在认知障碍人群的世界里，这些行为很少有一直存在的情况。当然，在患上认知障碍时，保留与节奏有关的技能是极其普遍的现象。对于大多数认知障碍人群而言，与技能和思维相关的身体功能相比，节奏方面的技能直到晚期才会受到更严重的影响。如果照护对象在年轻时学会唱歌、舞蹈、有节奏的动作或短语，那么他们很可能在患认知障碍期间还能接触到并很好地使用这些模式。遗憾的是，语言理解、词汇和语言表达能力很可能在其发病早期就丢失了。保留这些技能，也可能与它们在生存中的作用有关。这些节奏模式既可以是舒缓的、使人感到平静和安慰的，也可以是兴奋和刺激性的，这取决于他们的使用方式。将这两者都考虑到是一件好事，因为休息和行动对生命来说都是必不可少的。

第二个问题，知道粗俗、不恰当的词汇，和在我们大脑成熟并能有效运作的情况下使用这些词汇是有很大区别的。控制冲动的能力下降，丧失词汇的选择能力以及更强烈的威胁感或不适感等因素结合在一起，就可以为这个问题提供基本答案。并非我想使用这些词汇或短语，而是只有这些是我仍能想到的，我可能感到苦恼或希望寻求分享一些东西，却无法找到替代的词汇或控制冲动。

丹和**黛比**的回复：

认知障碍并没有给认知障碍人群留下太多的身体功能，但节奏感往往是保留的身体功能之一。在第六章"你听到我说的话了吗"中，蒂帕谈到了左颞叶的变化。随着左颞叶的变化，认知障碍人群往往会失去部分词汇量、理解力和语言表达能力，但是右颞叶受认知障碍的影响通常较小。那么，右颞叶储存的是什么呢？

- 社交闲聊——你说你的想法，我说我的想法，有来有回。
- 说话节奏——问题在最后如何结束，语气如何。
- 语言节奏——见于唱歌、读诗歌、祈祷、数数和拼写。
- 自发的节奏性动作，如哼唱、拍手、摇摆或晃动，甚至是跳舞的联系。

- 禁语——关于性爱谈话、种族诽谤、刻薄或有辱人格的词语和短语。

这些词语储存在与常规词语不同的地方，由于含有情绪成分，因此，在社交上是不可接受的。

那么，这对认知障碍人群的照护者意味着什么？现在，你可以使用工具与那些再也无法像以前那样交谈的照护对象建立联系。

- 不能说出完整句子的人却可以唱出青少年时期的歌曲或说出熟悉的祈祷词。
- 拍手、左右摇摆、一起跳舞，这些都可以成为很好的沟通方式。
- 当大脑中的突触像这样启动时，你会发现大脑中的其他连接，即便是短暂的瞬间。
- 当放下过去，学会欣赏现在仍然拥有的天赋时，我们会找到快乐并将其联系在一起。

等一下，你的意思是禁语也是一种才能吗？

是的，实际上我们就是这个意思。我们知道这似乎有点奇怪，禁语肯定会导致一些尴尬的时刻，但我们再仔细分析一下，我们需要做的第一件事是训练自己对这些话做出回应而不是做出反应。我们还需要超越词语来理解当时的情况以及照护对象说话的语气、音量和音调。

- 第一个例子是，假设在餐厅里，我们听到有人好奇地大声提问："那边的大胖子在吃什么？看起来不错。"

首先，我们需要深吸一口气，听一下其语气。话语中带有恶意或刻薄的意思吗？这种情况下，似乎就是出于一般的好奇心。那么，为什么要选择这些词语呢？好吧，大脑习惯于到颞叶寻找想要的词语。

当左颞叶在挣扎，而无法提供社交上可接受的词语时，大脑就会去右颞叶中寻找。大脑在右颞叶中发现了有助于传递信息的词语，因而选择了这些词语。在这种情况下，我们有两个选项。

第一，用同样好奇的语气问："你想知道穿红毛衣的人在吃什么？嗯，看起来确实不错。"

第二，用尖锐、警告的语气纠正他们："天哪！我们不该那样说。"

哪种选择更有可能成为我们的第一反应？哪种选择更有可能提供更好的结果？

● 在第二个例子中，假设我试图帮助某人在尿失禁后更换裤子。女人尖叫着："停下，停下！你这个又笨又丑的贱人！救命！"

这是用第一个例子中的好奇语气说的吗？不，绝对不是。尽管我只是想帮忙，但对方的音量、语气和语调都很高。与其指责对方，还不如看看我是如何处理这种情况的。她知道我为什么想帮忙吗？她是否同意我这么做？或者从她的角度来看，我是否试图在给她脱掉裤子，也许还是在别人面前？我是否触发了她过去的创伤性记忆？

在这种情况下，她正在使用这些禁语作为她最后一道言语上的防线，因为她觉得自己受到了冒犯。同样，这里有两个选项可供选择。

第一，吼回去："我只是想帮帮你！"

第二，退后一步，深吸一口气，真诚地说："很抱歉，我只是想帮忙。我不应不经你同意。"

哪一项可能是我们的第一反应？毕竟，我们只是想提供帮助。但是，我们是否有努力与她建立联系，获得她的同意，并与她一起完成任务？

使用右颞叶中保留的技能，可以帮助我们与照护对象建立联系和理解。我们需要尽力深吸一口气并做出回应，而不是让我们的杏仁核做出反应。

具体类型的诊断很重要吗？所有认知障碍不是基本上都一样吗

丹和黛比的回复：

你知道认知障碍有 120 多种不同的类型、形式和原因吗？（蒂帕的注释：我至少已经确定这一点。这一预估以我多年的临床经验和学术实践为基础。然而，有趣的是，直到现在，几乎没有人对这个复杂的领域进行过实际的分类或深入的研究。）

对于这 120 多种类型、形式和原因中的任何一种，都可以被认为是认知障碍，有 4 条可应用的真理。

- 大脑中至少有 2 个部分正在死去。
- 病情逐渐进展，而且会越来越糟糕。
- 长期疾病，不能被治愈或治疗。
- 致命。

因此，如果大脑至少有 2 个部分正在死去，就可能导致许多组合受到影响。除此之外，各个区隔中都有一些区域将受到不同的影响。例如，对于阿尔茨海默病，你可能会在病情早期就注意到记忆力下降，但对于额颞叶痴呆，直到疾病进一步进展时，你才会注意到记忆力下降。路易体痴呆人群通常会出现幻觉，但在使用抗精神病药物来对抗幻觉时，可能会带来危险或致命。血管性痴呆非常依赖于认知障碍人群的身体健康、饮食和运动。某些类型的认知障碍人群可能只有 6 个月的生存期，而其他类型的认知障碍人群则可能再存活 30 年。

蒂帕给了我们一些提示，并教给我们一些技能。这些技能将适用于所有类型的认知障碍人群，但每种类型都需要不同的照护和支持。我们对具体的诊断了解得越多，就越能使自己处于更好的位置，从而取得成功。

认知障碍与视觉有什么关系

蒂帕的回复：

视觉是我们从周围世界获得数据并进入大脑的主要途径之一。当我们使用身体与外界互动时，视觉也至关重要。视觉处理在很大程度上由大脑控制。视觉在很多方面会受到各种类型的认知障碍的影响，但有一点共性，那就是你在任何时刻能够接收和处理的数据量将更加有限。这意味着，我可以扫视一大片区域，但实际上看到的东西很少，或者把我的目光集中在一个较小的区域，看不到更大的世界。我一次能看到的区域称为我的"视野"。其他因认知障碍而改变的视觉相关技能，包括有条理的扫视、物体识别、深度知觉、图形地面意识、颜色感知和跟踪等。

丹和黛比的回复：

认知障碍与视力有什么关系？实际上关系很大。在第七章中，蒂帕讨论了改变我们的视觉意识，她在其中谈到视觉的物理成分以及我们拥有的不同类型的视觉。在这一章节中，她还谈到定向视野、中心视野、周边视野和远周边视野。下面，我们看看年龄及认知障碍如何影响以上这 4 个方面。

大脑在我们 25 岁左右就开始走下坡路。这不是认知障碍，而是正常的衰老。随着大脑的衰退，它根本无法像以前那样快速处理那么多信息。正如蒂帕所言，视觉是我们最青睐的接收传入数据的方式，那么，我们该如何处理这一切呢？大脑优先考虑它认为最重要的东西，就是我们的定向视野和中心视野。此外，忽略了远周边视野，因此我们的视力开始每年下降几度，但视力下降的速度如此缓慢，以至于我们往往不会注意到。

然而，随着我们接近 75 岁而非 25 岁时，我们意识到在开车时需要多转一下头以确保盲点清晰。在我们达到 75 岁及以上时，转头确认可能还不够，我们可能不得不转过肩膀，然后让开的车跟着我们一起转。也许是时候学习防御性驾驶课程，进行一些灵活性练习，或者至少检查与该领域技能相关的自我意识，从而减少机动车辆发生意外事故的风险。

如果这就是正常的衰老，那么当认知障碍出现时，会发生什么？

● 请牢记，当谈到认知障碍带来的视野变化时，并不意味着眼睛不工作了。大脑根本无法处理所有数据，只是它会优先处理它认为最重要的数据。

● 我会尽量描述所发生的一切，但希望你也能做出一些尝试。请使用第七章结尾标题为"不同大脑的视觉皮层"的图 11 作为指南。

在认知障碍早期，照护对象的主动视野类似于他们戴着浮潜面具时的情况。

试一试这个动作——把手放在眼睛周围，四指接触眼睛上方，拇指接触鼻子两侧并低于眼睛的位置。环顾四周，你能看到什么、看不到什么？

随着认知障碍进展到中期，所谓"双眼视觉"（binocular vision）方面的视野变化更大。

试一试这个动作——双手的拇指与其余四指相接圈成圆分别放在两只眼睛上，就像戴着双筒望远镜一样，再环顾四周，你能看到什么、看不到什么？如果你的衬衫上有污点，你能看到吗？如果你在一个安全的地方，试着四处走动，然后注意观察你要做些什么，才能在环境中找到方向。

进入疾病中期，随着认知障碍的进展，照护对象会保持双眼视觉，但会开始失去识别物体的能力。这意味着当他们看到一个物体，可能会认出这个物体，但不知道这个物体有什么用。

试试这样想——在餐桌上，照护对象可能会拿起叉子，但不会用叉子将食物从盘子里送到嘴里。在浴室里，照护对象可能会在牙膏旁边看到梳子和牙刷，但不知道该用哪一个来刷牙。毕竟两个都有手柄和刷毛（梳齿）。

进入认知障碍晚期，大脑更加难以跟上信息处理的节奏，只能处理来自一只眼睛的信息。

试一试这个动作——闭上一只眼睛，用一只手围住睁开的眼睛四周。用不在眼睛周围的手去触摸你面前的东西，看看你是否能知道手指何时会碰到面前东西。在单眼视觉（monocular vision）下，不但视野会变小，而且会丧失对深度感知的能力。当我试图伸手去捡一些我认为比实际距离更近的物品时，可能会导致跌倒或害怕移动。

在认知障碍末期，照护对象的大脑奋力运作，只是为了保持其内部程序的运行。照护对象无法经常或长时间地睁开眼睛。当睁开眼睛时，他们的视野也非常有限，因此使用触摸动作和语言提示非常重要。

视觉在我们的生活中起着极其重要的作用，所以我们需要意识到对方能够看到什么，以及他们如何与他们视野中的事物互动。

为什么认知障碍人群明明在家，却总说"我要回家"

蒂帕的回复：

很少有照护对象会一直这么说。通常情况下，我发现这种情况都以模式化的方式出现在某些时刻。

当照护对象这样说时，通常意味着他们正在寻找另一个地方、时间、人物或情况。这是大脑海马体变化的一个指标，结合了照护对象寻求生存和幸福所需元素的原始欲望。这应该是在对照护对象周围的人发出一个信号，表明其需要做出某种改变，或者至少需要对照护对象的压力 – 困扰水平进行评估。这可能是照护对象某种需求尚未得到满足的一个指标。

丹和黛比的回复：

要回答这个问题，我们必须先思考什么是家。家是一个有墙壁和天花板的结构吗？我们的家是不是不仅如此？对许多人来说肯定不仅是这样。毕竟，家是心之所向。

对我们许多人而言，家的概念意味着什么？意味着一个熟悉、安全和充满爱的地方，也是一个让人感到被接纳、被支持的地方，且犯了错会得到原谅的地方。

当照护对象明明在家却告诉你想回家时，他们往往是在表示某些方面感觉不对。蒂帕喜欢用 4 个首字母为"f"的单词来描述一个地方。

● 友爱（friendly）。

- 熟悉（familiar）。
- 实用（functional）。
- 宽容（forgiving）。

当一个人在某个地方感到不舒服时，通常是因为这个地方缺少了4个"f"中的一个或多个。因为在有的方面感觉不对劲，所以他们想去一个感觉舒服的地方。多年来，我们许多人想要回到的"避难所"就是家。

我们可以尝试用与照护对象相似的语气来回应他们说的话。

我听说认知障碍人群会逐渐开始变得举止不得体，并变得具有攻击性，这是真的吗

蒂帕的回复：

在我看来，这种说法有几点令人担忧。它似乎把认知障碍人群分成一组与我们不同的群体。我敢肯定，这个世界上，没有人从来没有且永远也不会在另一个人的眼中变得举止不得体或有攻击性。我也相当肯定，根据我自己和其他人的说法，我也曾举止不得体和具有攻击性，这肯定不是因为任何类型的认知障碍。我的一部分世界观是，我们都有可能在某些情况下感到不堪重负和受到威胁。

这些情况有些是可以预测的，有些则是不可预测的。当发现自己处在这些情况下时，如果我们有一个健康、成熟的大脑，我们可能就会（也可能不会）控制我们的原始生存反应，而是用我们的执行控制中心，即我们的思维脑来解决。

至于我们的大脑选择哪种原始生存策略，这实际上取决于我们过

去、当时的情况和我们的危险意识。我们应该选择逃跑、战斗、躲藏，还是寻找？我们每个人都有自己的模式。通常情况下，认知障碍会剥夺我们的应对能力，只剩下我们的反应。因此，发生在认知障碍人群周围及其身上的事情，认知障碍人群的过往和生活模式，以及认知障碍的类型和程度，都是影响他们作出反应的因素。

丹和黛比的回复：

先回顾一下我们用来描述正在发生的事情的词语。像"攻击性""抵抗性"和"行为不端"这样的词语表示指责，表示某人有错，或表示某人有选择困难。而实际情况是，我们一直发现自己处于一个充满挑战的境地。有时暂时停下来或退一步，看一看整体情况和相关的人，可以帮助我们每个人实现更有成效和更加积极的互动。

这里列举了一些例子，这些例子可能导致任何人（无论是否伴有认知障碍）都会做出看似暴躁、防御或具有攻击性的反应。

- 你有未被满足的身体或情感需求。
- 你受到惊吓。
- 别人对你做了一些你不理解或不同意的事情。
- 你试图表达自己，但别人却无法理解你。
- 你感觉被评头论足。

想想你在体验上述任何一项时的感受，甚至一次可能不止一项。你是否总是能够像你感到舒适时和你的所有需求都得到满足时，以同样的善意和理解来回应？对我们大多数人来说，答案是否定的——即使我们拥有健康的大脑。

在第五章中，蒂帕谈到了原始脑和思维脑，随着认知障碍的发展，杏仁核（威胁感知区）会进入更高的警惕状态。这可能会使事物看起来具有威胁性，即使它们本不如此。认知障碍人群不会引起攻击性，所以当看到这些具有挑战性的情况时，我们需要扮演一个"侦探"的角色，弄清楚发生了什么，是什么原因导致那一刻的发生。接下来同样重要的是，下次我们可以做些什么不同的事情来帮助我们所有人进行更好的互动。

牢记并跟踪这些有挑战性的情况发生的时间。这些情况是否倾向于在每天同一时刻发生？是否倾向于在房子的同一个地方发生？这些情况也许是一项特殊的任务——例如吃饭或喝水、穿衣或脱衣、洗澡或上厕所导致的。当我们开始对这些模式加以注意时，就可以适应并尝试一些不同的东西。

在我们后退一步，深吸一口气时，就可以认识到，包括认知障碍人群在内的所有人，在任何特定时刻都在尽力而为。

为什么认知障碍人群会不断地讲述同样的故事，或反复问同样的问题

蒂帕的回复：

他们想要与外界建立连接，通过使用熟悉的短语、记忆和互动模式来实现，或者他们想了解正在发生的事情，想从可信的来源寻求帮助。两种情况都是一种寻求的行为。找到回应的方法，然后设定具备替代性的活动、地点或场景，可能是照护者一项值得培养的技能。

丹和黛比的回复：

这是一个很好的问题，我感觉以前听到过。

反复讲同样的故事或问同样的问题，通常归结为两个因素：焦虑

或对连接的渴望。大脑中的海马体负责学习和记忆、认路以及感知时间。当海马体受到损伤时，我们很难掌握新的信息。如果照护对象问你一个问题，比如"我的预约在什么时候"，或"我们晚饭吃什么"，无论你回答多少次，他们仍然会再问一次，这可能就是因为其海马体受损了。

他们正试图将这些信息放入大脑的一个储存柜中，而这个储存柜已经不像以前那样运作。不仅如此，他们可能不记得他们问过的问题，所以反复问。

至于讲故事，为什么我们中的有些人喜欢讲故事、笑话或有趣的轶事？因为我们可以与其他人分享，希望能给他们带来快乐，并与他们建立联系。出于刚才提到的海马体受损，照护对象已经不记得对你讲过这个故事，所以对他们而言，这个故事是新的，就会反复讲。一遍又一遍地听到这个故事，可能会很烦人，甚至令人沮丧，但我们建议学习这个故事。当疾病进一步发展到他们无法讲述故事时，我们可以开始故事，甚至讲述整个事件的发生，这有助于在整个照护过程中与照护对象建立联系。

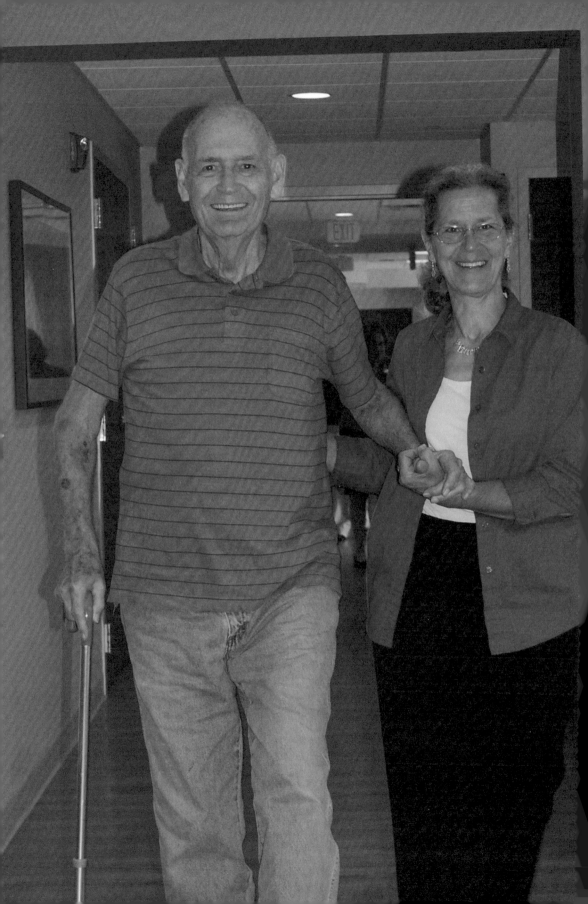

下篇
认知障碍照护指南

我们不能将任何人视为一个抽象概念。相反，我们必须在每个人身上看到一个宇宙，它有自己的秘密，有自己的宝藏，有自己痛苦的根源，有某种意义上的重大成就。

——伊利·威塞尔

第十六章

宝石状态特征

我们用一张表格列出每种宝石的基本情况、宝石的特点，以及认知障碍人群在那个阶段的一般行为特征（表1）。不同宝石人群所拥有的技能与丧失的关键能力都被记录了下来。

我们将描述每一种宝石类型，重点突出每种类型人群的剩余能力，记录他们丧失的技能，并提供恰当的照护提示，为该类型的认知障碍人群提供更好的支持与鼓励。

表1　宝石状态特征

宝石状态	宝石状态特征	认知特征
蓝宝石	真正的蓝	"蓝宝石"状态的人群属于正常衰老，并非患有认知障碍，他们是健康的且脑部无压迫。他们的大脑状态基本保持不变，虽然反应慢一些，但脑功能仍然完整。他们会出现对变化或能力丧失而感到沮丧的时刻。他们能够

（续表）

宝石状态	宝石状态特征	认知特征
		学习新事物，但是需要更多努力，所需要的时间和练习也会更多。他们忠于自我，始终会坚持自我原有的行为模式，除非作出了一个积极的决定而去发生改变。
钻石	透明且尖锐，有很多面，反光与吸光，极其闪耀、昂贵，称为锆石或钻石	"钻石"状态的人群会变得顽固——在既定惯例和模式中表现最佳。他们有时真的可以做得很好，足够闪耀，虽然这些时刻看起来像是有计划的或是故意的。他们可能会对别人造成伤害或说些刻薄的话，但他们似乎并未察觉或并非有意如此。他们会谈论和担心很多关于成本、金钱和费用的事情。不同的人对"钻石"状态的人群会有不同的看法。他们有时似乎难以理解事物，或者不愿放手。一些家庭成员无法确定他们是患有认知障碍，还是仅仅变得顽固、刻薄和健忘了。
祖母绿	绿色。忙得不可开交，混淆时间和地点，不清楚犯错误，糊涂且言行不清	很明显，"祖母绿"状态的人群不再能够独立生活。如果犯了错误，他们会难以察觉，虽然他们不会为此感到忧虑，但他们也无法纠正错误。他们会想掌管自己的生活，也会想要找到某个人来接管、指导和引领他们。他们想要被视为一个成年人，一个有能力的

（续表）

宝石状态	宝石状态特征	认知特征
		人。他们的语言和理解能力变得更加模糊，对时间和空间变化的感知能力发生退化。他们需要通过有意义的参与感来充实他们的一天，但他们可能自己并不知情。他们会对事件的次序感到迷茫。他们无法理清事物内在的关联，所以会出现分不清牙刷和梳子、忘记吃饭或者吃饭太频繁、忘记洗澡、不换衣服等行为。
琥珀	橘黄色。非矿物质，属于树脂化石。陷入片刻的时间，专注于想要的和需要的，过度专注或无法集中注意力，一时冲动，缺乏安全意识	"琥珀"状态的人群活在当下，而不是过去。他们专注于感知——某个东西看起来、听起来、摸起来、闻起来、尝起来是什么样的。"我能用物品、空间和感知做什么？"他们对外界的探索没有安全意识，只有出于感官的需求和耐受。他们不太能意识到任务的存在——"我喜欢这样吗……还是不喜欢呢？"他们没有延迟需求或满足的能力。很难与之沟通，也很难与之共度时光。
红宝石	深红色。技能缺失，困于移动或静止状态，无法自己	能够做幅度较大的动作，但不能做精细的动作（如不能安全地咀嚼和移动，不能使用手指和工具，频繁地出现洒翻、滑倒和被绊倒）。他们会粗略地模仿你的动作，但不能完全复

（续表）

宝石状态	宝石状态特征	认知特征
	转换，需要更多时间切换状态，行动缓慢	刻，所以他们难以明白你想要他们做什么。他们只有单眼视觉（像戴了单筒望远镜一样），会失去深层感知的能力。换挡的能力有限——困于要么前进，要么停止，需要逐步引导才能切换。倾向于重复过去，必须接受引导才能做出改变。他们失去了使用眼睛、嘴、手指和脚的精细技能，但通常在节奏方面做得更好，比如唱歌、哼歌、祈祷、摇摆、跳舞。
珍珠	藏在贝壳里，外面的壳是丑陋的，层层叠叠。安静，发光，本能地关闭痛苦	"珍珠"状态的人群丧失了活动能力，身体会蜷曲成胎儿在子宫里的姿势。人们所熟知的"珍珠"状态人群，其大部分时间都被关在那副躯壳里。他们的身体随着大脑同时衰竭，但是仍会出现偶尔与外部产生连接的瞬间。他们重拾意识的这些瞬间会时不时出现，就像是一层一层形成的珍珠。他们的反射系统要么是压倒性的，要么是缺失的。连接一定要慢慢建立，不能维持太久。我们需要放手，但不放弃，要在他们准备离开我们的时候学会放手。

使用宝石状态模型的关键事项

● 能力是不断变化的。利用你的所见所闻和经验来帮助确定一个人在那一刻或在特定互动过程中的表现属于认知障碍中的哪个阶段，并通过调整你的期望、帮助和行为，来匹配正发生在他们身上的事情。

● 宝石状态在一天中可能会有所不同。当一个人面对不同的环境、任务和人物时，他们的应对和反应能力可能会频繁地或意外地发生变化。除认知障碍治疗外的其他医学治疗、情感和感官条件（视觉、听觉、触觉、平衡、痛觉）的存在和作用也会影响宝石状态。当我们感到疲惫、压力过大、注意力分散或疼痛时，我们的状态会不如在休息、专注和警惕时。

● 一个人可能一次表现不同宝石状态的特征。我们首先尝试使用与大多数特征相匹配的帮助。注意它的效果，并根据需要进行调整。

● 宝石状态不是负面的标签。它们是指导我们如何去帮助那些我们关心和在意的人的方向灯。我们任何人都会经历"钻石"状态。一个好朋友或合作伙伴会自动进入支持"钻石"状态人群的模式，帮助他们走出困境，而不是感到沮丧或指责他们"固执、恼怒或愚蠢"，并带着争吵或愤怒试图让他们回到"蓝宝石"状态。

● 如果宝石状态突然或意外地发生变化，请确保监测患者健康的人知道，并能对这种变化做出反应。有时，这种变化预示着认知障碍的下一阶段，有时也预示着环境或情绪的焦虑，但更常见的是，它可能是身体不适、疾病恶化或需要进行仔细评估的状况指向灯。

第十七章

蓝宝石

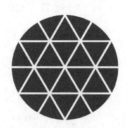

真正的蓝

是正常的衰老，并非患有认知障碍

我的大脑是"真正的蓝色"。大脑一直在变化，这种变化往往会发生在每个人身上，而且从我将近30岁之前就逐渐开始发生了。

我一直都是如此，只是有时候更加明显。当感到疲倦、压力大、生病或沮丧时，我可能会变得像"钻石"状态的人一样。

注意，如果我的行为表现得像"钻石"状态的人，请使用这些技能和方法；但如果我回到"蓝宝石"状态的话，请放心，我很好。

虽然有时很难找到合适的措辞，但我可以描述我在说什么，这样你就能理解了。如果我累了、生病了、受伤了、压力大了，或者试图同时做过多事情，选择合适的词汇来表达就更难了。我可能会在做事或思考的时候大声讲话——放心，这没关系——我是在给自己提供线索和提示。如果我不介意你帮我补充合适的话语，那就请你补充吧。

如果我介意，麻烦你再耐心一点，慢慢来，让我自己找到合适的词汇来表达。

通常情况下，我仍然可以学习新东西和改变我的习惯，然而，它需要我付出更多努力和时间。我还可能出现其他健康问题，比如有感知变化（视力问题、听力变化、平衡或协调问题），心理或精神健康问题（抑郁、焦虑、人格障碍等），药物作用或不良反应，慢性疼痛问题，这些都有可能影响我的能力和行为，但我的认知能力基本完好无损。

我将能够记住重要的承诺和信息，但我可能需要提醒和提示。我通常需要使用辅助工具来了解细节和复杂的指示或信息。我将不得不通过更多的练习来了解事物，如果你试图速成，只让我复习 1~2 次，或者指出我不再像以前那样敏锐了，可能会使我感到很沮丧。

无论何时，请尽可能找出我的喜好并尊重我的选择，这一点非常重要。如果你真的想要或需要我做什么事，在你提出之前，请考虑到我是谁，考虑到我喜欢如何获取信息、处理信息和作出决定。

注意，如果我从未像上文所述这样表现，那么或许我一直都是"钻石"状态的一员。请试着使用"钻石"状态的技能来为我提供帮助和帮我应对，这对双方都有帮助。

对"蓝宝石"状态认知障碍人群的照护建议

1. 我通常需要更多时间来做选择或决定。在你需要答案之前，请先给出信息，然后让我花时间思考一下。

2. 通常我讨厌被人管束，除非我要求或希望你这么做，请以我的健康状况或你的技能知识为基础。

3. 我的逻辑和推理能力水平在我的大部分生活中是一样的，所以请以你对我的了解来决定怎么做、在什么时间、和什么人、问什么样的问题、分享什么样的信息，以及提供什么样的支持。

4. 如果我有更喜欢的学习方式，或者我喜欢特定的提示 (如笔记、日历、电话、提醒、闹钟)，请尝试使用这些模式。例如，待办事项清单、购物清单、每日或每周药盒、手机或手表闹铃、白板笔记、讲义、书本或图片说明页、CD(音频) 或 DVD(视频) 演示，以及提示、书面合同或协议。

5. 由于存在常见的听力问题，当讨论重要信息时，要确保一次只有一个人说话。要给我提问的时间，要一直记得让我重复我被告知的事情 (这能让你确保我听到了并理解了你分享的事情)。还请允许我对信息进行一次复述，并给我提供一个机会，以确认任何遗漏的事物、误听的信息或误解的概念。

第十八章

钻石

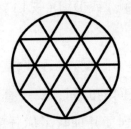

透明、锐利、刚硬、反光
有压力的大脑的第一个变化迹象或信号

我的大脑仍然是清晰和敏锐的，有时我确实在发光，有时我可能会表现得刻薄或严厉，但这可能完全不是我的常态。我有很多面，所以每个人对我的看法都不一样，可能会在我的护理团队和（或）家庭成员之间引起冲突。我倾向于把你的担忧指出来。不好的变化在我的内心反复出现，我努力想把它们隐藏起来，或者我会提起它们，但我们都把它们当作正常的老事物……当它们出现得更频繁、更强烈，或者让我不再是"我"的时候，我可能就和日常不一样了。

通常，你很难判断我是在刁难、固执，还是我的能力发生了变化。

你可能会注意到，在我喜欢的事情、做事的方式和想要的东西上，我变得非常僵硬和不灵活，或者我似乎越来越意识不到自己期望的边界或限制。我似乎认为我是一切正在发生的事物的中心，想要变得独特，似乎不再关心其他人。

我经常挣扎于变化和新的日常活动、期望、环境或情况之中。我可能知道，也可能不知道这些发生的变化。我开始指责别人，认为他们在试图欺骗我或密谋对付我。我也很关注金钱、财务和开支，经常说"要花这么多钱……"或"我从没想过你会对钱比对自己更感兴趣……"这样的话。

我想要保持我的角色、习惯、环境、"规则"和支持不变，就像它们"一直以来"的样子，即使它们可能不再起作用。

我确实倾向于尊重权威人物，而且我知道权威人物都是谁（如医生、行政人员、律师、护士、最大的孩子、警察等）。

如果你试图让我明白我做得不如以前好（比如我没有"逻辑"，我不会"遵守规则"，或者我变得很"刻薄"），我可能会变得非常生气、焦虑或悲伤。

不太了解我的人很有可能一开始不会注意到这些变化，因为我擅长社交聊天，有很好的掩饰技巧，还会进行简单的拜访和社交活动。这可能不会让我生活中的其他人看到我是多么挣扎地正在失去一些高质量的技能，比如语言技能及解决问题、找寻道路、组织细节和存储新信息的技能。

如果你一直在我身边，你也可能不会注意到我的变化有多大，因为你已经习惯。你没有注意到你有多频繁地在帮我补全词汇表达，提醒我预约时间，或者带我前往需要去的地方。

如果你只是偶尔看到我，你可能根本不会注意到我的变化。我的大脑会察觉到你是特别的，于是产生更多化学物质，让我看起来比平时更好（这发生在医疗、驾驶考试和公共活动中，会让人觉得我在其他时刻并没有努力尝试，但事实并非如此，这都是化学反应而已）。

你可能会注意到，我一遍又一遍地询问关于近期事情的同样问题，也会讲一些旧事或反复讲述一些充满情感的故事。所以你可能会说"我记得我告诉过你……"，或者"你不记得了吗"。或者当我说"我告诉过你……吗？"，你可能会想或会说："跟我说过大约20遍了！"发生这种情况是因为你已经听腻，或者对我的重复感到厌烦、沮丧，但对我来说，这些每次都是新的信息。

我有时也纠结于词汇的表达。我会用自己的方式绕过它们，或者有时使用模糊的词汇。通常名词是最先被遗忘的单词。所以我可能会问："我的……你知道，我用来付账单的东西……在哪里？"（当我在寻找我的支票簿时）。

我也开始在理解复杂的短语以及跟上话题变化方面遇到一些困难，我的讲话可能会有点跑题或不切题。

对"钻石"状态认知障碍人群的照护建议 ⬡

1. 认识到这些变化，并愿意在症状活跃时改进你的方法和期望——当我处于"钻石"状态时，你就改变了。

2. 停止争论，放弃现实导向（认清现实），不要再要求自己是完全正确的了。学会如何帮助和支持别人，但不要专横跋扈或全盘管控。

3. 要愿意说对不起，"对不起，我只是想帮你。""对不起，我不该让你生气、难过、沮丧、焦虑或觉得自己很愚蠢。""对不起，发生了这样的事。"或者说："对不起，这太难了！"

4. 当我反复询问或告诉你某件事时，不要用"记得吗"和"你不记得了吗"这样的语句，而是按下面这个顺序说。

（1）重复我刚才说的要点。

（2）提供我询问的信息（采用视觉和语言提示相结合的方法）。

（3）保持你的声音冷静和举止友好。

（4）如果你感到疲累或沮丧——休息一下，寻求帮助，或者在你做出回应后，试着向我寻求帮助，让我讨论另一个话题，提供一些不同的和有趣的事情，或者用幽默而不是消极的情绪来应对。

5. 如果生活变化会造成痛苦和焦虑的话，请有选择地告知我最新变化的消息、预约、假期或计划。

6. 听听我以前的故事，了解它们的细节（随着病情的发展，你需要了解它们）——当我问："我有没有告诉过你……"你与其回答"有"或"没有"，不如用简单的几个词语，然后满怀热情和兴趣地说："给我讲讲吧！" 记住，我是在试着和你交流，但我想掌控这段对话。我不记得我曾告诉你我以前的故事，但我确实想和你交流。

7. 让我尽可能多地保留一些旧的生活惯例，但如果它们起不到任何作用，请表明有权威人士指出我们必须做一些不同的事情，至少现在是这样，"我们需要尝试这个……这是适用于每个人的规则"。你需要我来帮你做这件事，这不是因为我要做，而是因为你或别人。换句话说，这不是因为我变得无能的问题，而是别人的问题。

8. 帮助我建立和保持健康的生活节奏，平衡好工作、健康、身体恢复和娱乐。利用环境和社会的支持来培养这种生活方式和节奏。保持参与感，或致力于逐步完善身体平衡的步骤。

9. 调查我在独立生活技能方面的安全情况，如驾驶或使用公共交通工具、财务管理、照顾他人、药物和健康状况管理、膳食和食品管理、家庭和汽车维护。

第十九章

祖母绿

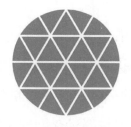

绿色的、模糊的，内部有缺陷

认知改变的温和症状

现在我所经历的变化对其他人来说更加明显，但我对自己的缺陷和能力丧失的认识有限，或者我根本没有意识到。我会犯错，我很忙碌——有时我想要回到过去，有时我想要去某个地方，但不清楚那个地方在哪里或什么时候去。我想做些什么，如监督你做事，或者看着你做事，但我自己很难把事情做好。随着时间的推移，我的变化和能力丧失变得更加明显：重复的周期更短，情绪更脆弱，需要更多的提示来理解事物。我只是思维不再清晰和敏锐。

我会更加关注我所看到的，而不是我所听到的。如果我看到一件事，我会照着做；如果我没有看到，我会错过它——表现为我跳过一整套护理动作却认为我已经做过，或者说我稍后会做（实际并没有做），或者在一天内反复做。

我的功能性视觉几乎是双眼视觉（像戴着双筒望远镜）——这意味着我的视野边缘对周边感知的能力有限，即我不知道什么是两侧和高低。我可能会一边走路一边往下看，从而错过眼前的东西（比如我的食物或饮料，我的眼镜，或者一只狗）。我会更专注于房间里有趣的东西，而忽略距离我更近的东西。

我可能会认为自己生活在另一个不同的时间和地点，特别是在一天中晚一点的时候；或当我感到有压力或不舒服时，或在一个陌生的地方，甚至在一个熟悉的地方时，我都会产生这种想法。这意味着在这段时间里，我可能无法辨认你是我的谁。我可能会认为我的孩子还很小，没有长大，所以我无法把你当成我的女儿，我可能会认为你是我认识的一位亲近的女士、朋友，或者我的妈妈。我可能不认识已经和我结婚 50 年的伴侣，因为我还在寻找自己结婚照中的那个人。我可能认为我还很年轻，开始寻找我那时起的家或我的家人。我可能会坚持要回家，即便我就在家里。我可能会把陌生人当作朋友，而把朋友当作陌生人。我很抱歉我的行为伤害了你，但我已经在我"以为"的生活中迷失了，无法变回你希望的那个样子。

虽然我还可以和人闲聊，但我很难把一个词表达出来，比如我会漏掉名词、会说错话、会描述单词，而不是直接说出这个词是什么；或者利用视觉提示，而不是直接说出我想说的话。

即便我在一些个人照护方面出错了，我也不希望你帮助我，因为这会让我感到自己很无能、很愚蠢。如果你只是试图给予我一些身体上的支援或帮助，我会很反感自己被当成孩子一样对待。

我的情绪可能很容易失控，甚至可能会过了头，通常在下午的晚些时候或晚上，情况会更糟，因为此时我已经筋疲力尽。我确实很喜欢参加活动，但参加活动之后可能会给我带来一些反噬，因为身体里化学物质的消耗和过去的记忆不断占据着我，宛如时间旅行一样。

我的语言理解非常片面，并且一句话中可能缺少 1/4 的内容。当你试图向我解释一些事情或原因时，我会感到困惑或不安，因为我无法把握或理解它，我会告诉你我对此感到不高兴（通过语气和面部表情来表达）。

我不知道如何组织或利用我的空闲时间，因此我可能会不断地寻求指导。"我现在该怎么办……我该去哪里"，或者我可能只是待在一个熟悉的地方，就像在我的一个洞穴里，然后什么事也不做。

我的大脑会用虚假的记忆（虚构）来填补空白，这让我看起来像是在编造或撒谎，其实我没有，是我的大脑在对我撒谎。如果你试图与我争论或让我明白它，我会变得更加怀疑、愤怒和恐惧，这会让表达变得更加困难。

当我对你或其他人有强烈的感觉时，我通常会记住这种感觉，但我不会很详细地记得我为什么会有这样的感觉，所以我的大脑会编造信息。这样对我来说，这种感觉就合理了——我对此无法表现出逻辑性或理性。

我要么觉得自己比我以为的更有能力，要么寻求不断的指导、慰藉和帮助。这两个极端都会让你疲惫不堪。不断地安慰会让你筋疲力尽，因为我无法继续跟你的对话或者继续我们刚刚做的事。对技能和能力的高估，会导致我个人护理动作的质量和我的外表发生变化，它还可能导致我的个人卫生问题，完全没有遵守护理规范，进行不安全的操作，以及在管理其他健康状况时出现重大问题。

对"祖母绿"状态认知障碍人群的照护建议

1. 明白"那又怎样"的重要性。在决定对错误的事情采取措施前，有一个与我平时不一样的地方是，停下来想一想，这样做值得吗？真的需要马上采取行动吗？5 分钟、5 天、5 个月或 5 年后再做，会有影响吗？

2. 行动前先打招呼。在你每次尝试解决或纠正你注意到的做错或"有瑕疵"的事情前，要明白与我产生连接（建立关系）的重要性。

3. 学习如何与我一起做事，而不是对我或为我做事——让我成为你的伙伴，感觉我们在一起做事。

4. 如果我在生活中迷失了，请你接受在这一刻我迷失了的事实。我需要你保持冷静，以我能够理解的方式与我沟通，倾听我的心声，努力找出我需要什么，并满足我的需要。所以，不要试图让我了解现实，而是应该这样做。

（1）打招呼时，请直接说出你的名字，而不是你和我的关系——你可能需要叫出我的名字，而不是我们之间的关系（"嗨，玛丽，我是约翰"，而不是"嗨，妈妈，是我"）。

（2）如果我看起来不知道你是我的谁，那就随它去吧——放轻松，和我做朋友，而不是做家人。

（3）如果我说"我想回家"，或者我在"寻找我的母亲"，请不要使用现实导向（试图让我认清现实）或者与我争论。相反，你可以这样做。

1）通过积极的身体问候方式与我建立联系（详见第 148 页）。

2）重复我说的话——"你需要回家……""你感觉需要妈妈……"

3）你可以发表一些共情的评论，比如"你一直喜欢在家里……"，或"听起来，你真的很想念你的妈妈……"，然后停下来听我说。

4）如果我的语言表达能力还没有太大问题，你可以说："请告诉我一些关于你的家庭或妈妈的事情。"

5）如果我的语言表达能力有问题，请你在对话中给我提供一些关于地点或人物的信息，比如问："你在家有什么需要做的……""你妈妈是一个很棒的厨师吗……你更喜欢她做的晚餐还是甜点呢？"这样做不是在干扰我，而是在重新引导我。

6）考虑带我去一个更陌生的地方待一段时间（散步或骑车），然后再把我带回来，这样我可能会重新与这个地方建立联系，然后就没事了。

5. 当你想让我做某件事情时，可以首先使用视觉提示，即通过指向、做手势、使用道具、演示等方式展示给我。注意是在我身边自然地展示，而不是刻意对着我做（图 15）。

6. 说话前先思考以下内容。

（1）限制你所说的话量。每说一句话后，暂停一会儿。语速放慢一点，等待我的回应。

（2）确保你给到的视觉提示与你的语言信息内容是相匹配的（先展示给我，再说给我听）。

（3）当你切换主题或话题时，可以用一些强烈的视觉和语言提示来引导我切换，比如可以说："噢……"

（4）用手势且大声地说话，让我注意到某事，比如可以说："这

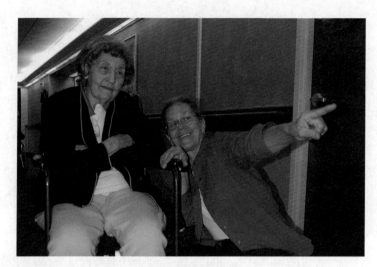

图15　手势提示

不是很有趣吗……"

（5）通过让我选择的方式来提问题，比如可以问："你想喝点热的还是冷的？"而不要问："你想喝什么？"

（6）如果我说："我需要一个东西。"你就回应我："你是需要一个东西吗？"停顿一下，然后加上一句，"请告诉我更多关于这个东西的信息"或者"你能告诉我，你会用它做什么吗？"。不要问我是需要什么东西，因为我要么不知道，要么找不到要表达的词语……这就是为什么我会用"一个东西"来形容。

7. 建立一个日常行程表，这样有助于为我建立规律的生活节奏，但你需要谨慎处理一些特殊活动和意外事件，让它们尽量简短一点，而且如果这些对我不奏效的话，就随它去吧。

8. 如果你想要的结果无法实现，可以先停下来，并往后退几步，改变一些事情后再重新尝试。

9. 你需要学会如何理性、主动地回应我，而不仅仅是对我所做或所说的做出下意识的反应——这有时感觉像是在工作。

10. 幽默一点，和我一起笑吧，而不是嘲笑我——如果我觉得不好笑，你就停止这么做并向我表达歉意。

11. 将你的任务、活动和期望都分解为较小的目标去实现。在和我谈论要完成什么护理动作或过一会儿要发生什么之前，请你先帮助我完成我想要起床做事情的想法。试着想想我想做什么，而不是我需要做什么。

12. 询问我是否可以帮助你，而不是抱着你需要为我做些什么或想要帮助我做些什么的想法。请让我觉得自己依然重要，并且能有所作为。与我共同完成任务，而不要想着为我做些什么或试图对我做些什么。

13. 可以考虑以我的第一人称视角记录一下我人生中重要的经历与信息，并分享给其他护理人员，这样他们可以通过了解我是谁以及我的经历来更好地帮助我。

14. 如果你知道我的活动习惯，请和护理团队分享。比如我是否比较喜欢身体力行，让自己保持忙碌或活跃的状态、积极参与社交，还是仅仅喜欢观察别人。这将有助于护理团队成员知道如何规划适合我的一天。

第二十章

琥珀

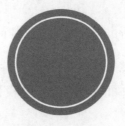

黄色或金色，警示灯，陷入了时间的一瞬间

认知障碍中期

当你整天都在照看我时，我会变得更温柔，更有可塑性，不再刚硬、坚固。但当我突然陷入一种状态时，我会专注于自己身体的感觉或当时的体验，就像被时间"卡住"了。你需要等待一下，过一会儿再尝试。如果你试图让我做其他什么事或要我配合你完成照护工作，你就需要停下来，让我休息一下，否则我可能会在言语或身体上表现得非常痛苦。

我的安全意识有限，经常会不明白为什么你要做这些事情，以及为什么你会试图让我做或不要做一些事情。我只做我想要做和我喜欢做的事情。我不愿意做我不喜欢或忍受不了的事情。我有时意识不到需要完成的任务，也弄不清楚事物之间的关系。

　　我现在已经不具备延迟满足或等待需求被满足的能力。考虑到安全性和参与时机，你需要尽快，最好立即对我作出回应。

　　虽然我可能不知道你对我来说是谁（你和我的关系），但我时常知道我是否喜欢你，是否想和你待在一起，这主要取决于你的样貌、声音、动作、气味和反应。

　　我可能看起来非常自我或以自我为中心，但并非因为我想这样做，而是因为我的大脑真的在寻找它喜欢的感觉，并设法避免它不喜欢的东西。我没有意识到我靠你太近，拿走了你的东西，或损坏了东西，我表现得像个孩子，或者没有意识到伤害了你的感情或自尊。但我还是想玩得开心，享受生活，与人交往，做自己的事，满足自己的需求。我不太能意识到你的需求和你的期望。

　　我还能看到物体，但不一定总能记住它们是什么，或者如何使用它们。有时我可以记住，有时却不能。这意味着，你需要确保我的活动场所和接触到的物品是安全、可靠的，以免我误伤自己，因为我可能在没有指导或不理解的情况下试图操作或使用它们（如剃须刀、锋利的刀、除臭剂、保险文件、贵重物品、温度控制器、出口通道等）。这也意味着，**我可能不会把食物当作食物来理解，但你还是应该为我提供丰富的物品**，这样我可以与它们互动，使用它们，或享受与它们在一起的乐趣。

　　运用我的手眼协调能力真的很重要。它将帮助我尽可能持久地保持灵活性，也能让我练习和使用感受运动控制的脑回路。**我做事情的价值在于"做"这个过程，而不在于结果**。我希望并需要在某些时候反复地做一些事情。这些体验应该基于我现在喜欢和参与的事情，而不是基于我以前做过的事情。简单的分类或操作任务可能看起来太容易完成了，但我喜欢做容易的任务，因为它们让我感觉自己娴熟又能干。

因为我现在的行为和我年轻时、身体健康时的行为通常不一样，而且往往会与我所陷入的那一刻的感觉偏好相关，所以这对需要长时间与我相处的你来说，真的太难了。当我用自己的方式对物品、人或动物进行研究、触摸、拿取、处理、嗅闻、品尝、拆开或进行其他接触时，你可能会感到惊讶。而这正是我现在大脑运作的体现，它在处理传入的数据，并向我提供输入信息。

我可能无法忍受一些曾经对我来说非常重要的个人护理方式，这主要由我的大脑对感官数据的处理所致。通常情况下，我对身体的4个区域（嘴唇、舌头或口腔，手掌和指尖，脚底和脚趾以及生殖器是感觉丰富的四大区域）变得异常敏感，而其他区域没那么敏感，获得的感觉信息要少很多。即使我的大脑逐渐丧失更多的回路和存储容量，但我仍然对这四大区域有感觉，所以任何涉及这些区域的护理活动都可能使我感到不安，因为我现在处于"琥珀"状态。这些护理活动可能包括：服药、剃须或面部脱毛、口腔护理和义齿护理、吃喝（温度、味道和口感）；洗手和做手指甲护理；洗脚、穿鞋、做脚趾甲护理；如厕、擦拭二阴和更换内裤。通常情况下，了解、熟悉我的状态是有帮助的，但如果不起作用的话，请你先走开，然后过一会儿再来——或许可以做一些调整，以更好地适应我当时的状态。

虽然我对某些特定部位高度敏感，但我对身体其他部位的意识却不强。这意味着，我并不总是能感觉到哪里出了问题，也不总是能察觉到身体发出的信号。我通常会大小便失禁，可能不知道吃喝的重要性，不知道自己发生了意外，不会告诉你我受伤了、累了、饿了、渴了，需要上厕所，冷了或太热了，或者有东西卡在我的牙齿缝或鞋子里。我可能对某些小事反应过度，也可能对某些大事反应冷漠。我的脑回路功能正在一点点丧失。

对"琥珀"状态认知障碍人群的照护建议

1. 你要根据我的行为来作出回应，为我的感官需求和忍耐程度做好心理准备。如果很难和我待在一起，你可以缩短看望我的时间，因为 **5 分钟的美好时光强于 1 小时的痛苦经历**。

2. 仔细观察、聆听、触摸、嗅闻、品尝，并努力弄清楚我在寻求、避免、想要或者不喜欢的感官体验，然后尽量帮助我获得我想要的东西，或者减少困扰我的东西。**最好三思而后行，不要急于求成，而且可能需要尝试多次**。

3. 有时，**最好的做法是暂停一下**。离开几分钟，做个深呼吸，然后尝试用视觉 – 言语 – 触摸的信号再次接近我并和我产生联系。这些信号可能要与我此刻正在做的事情相匹配。

4. 首先，**你要愿意放慢或加快速度来配合我**；然后，逐渐改变节奏和模式，以使我达到一个更舒适的状态，不要试图通过反对或阻止我来让我停下来或动起来。

5. 你可以根据注意到和观察到的情况，以及在不同时间和地点，从其他人那里得到的信息，帮助护理团队制作一个清单，列出我的感官体验和感官偏好。

6. 你可以根据了解的信息，与护理团队分享我过去在以下这些方面的偏好。

（1）我喜欢观看和探索什么——任何类型的图片、视频或视觉项目，只要我看上去真的对它们感兴趣。

（2）我喜欢听什么——音乐和听觉上的偏好、音量偏好，以及任何似乎能起作用的口音或言语因素（图16）。

（3）我喜欢什么样的触摸感觉和运动感觉，以及我倾向于避免什么样的感觉，如被触摸还是触摸、口感和温度的类型（对食物和饮料的相关处理）、与他人保持的距离、运动速度、任何有节奏的行动或运动（如跳舞、走路、体育锻炼、摇摆）。

（4）使我感到平静或引发兴趣的嗅觉刺激（气味），以及我想要避免的气味，或者我过去生活经历中不喜欢的、对之敏感的气味。

（5）我的味道偏好，如最喜欢的味道、食谱、食物或饮料，以及我曾不喜欢的食品。

（6）**简化**我的生活圈子、任务、期望和互动，这点很重要，但不是幼稚化，而是简化。

（7）在与我打招呼问候和向我发出信号时，应放大视觉反应，多用自然的社交问候和动作鼓励我，少用口头信息和指示；在试图帮助我而不是替我完成某些事情时，尽量使用"手握手下"的技巧指导和协助。

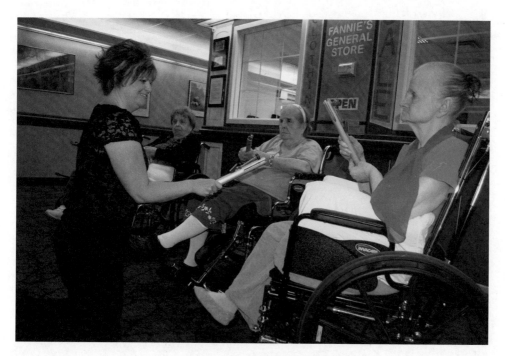

图16 弯下膝盖靠近她

第二十一章

红宝石

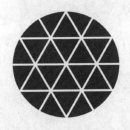

红色，禁止通行灯，隐秘而深沉
认知障碍晚期变化

　　虽然我的大脑仍在努力工作，但要理解我周围的世界已经非常吃力和艰难。我仍然有深沉、情感丰富的时刻，然而从你的视角来看，这样的时刻已愈发稀少且难以捕捉。我在细节方面的技巧和能力正在衰退和丧失，但我还能做出大动作，还经常有不由自主的行动、讲话和反应。当要切换或者改变我正在做的事情时，总会有"红灯"阻碍。所以，我很可能会重复我正在做的事情，而不是转去做新的事情，除非我得到清晰、强烈、多模式的信号，帮助我做出转变。因为我在各个领域的能力都在减弱，所以如果你试图让我走得太快，我很可能会停下脚步，并抵制试图离开你，或者变得惊慌失措，无法动弹，拼命紧紧地抓住我所在的位置。

我仍然保留一定程度的自然语言表达能力，说话有节奏，也能听懂其他人说话的节奏，大体上还能唱歌或跟着哼唱，有时还能跳舞，相较于单纯走路要好很多。如果这一切不由自主地发生，我可以做得更好，但我有时确实会卡住。

⬤ 我的眼睛失去精细运动功能，但保留了主要的视觉功能。我的视力正在发生变化，变成单眼视觉。我的大脑不能再接收通过每只眼睛分别传来的信息，也不能将图像叠加起来，从而看到三维图像。大脑留给我的选择就是接受视觉重影或忽略一个图像，以便看清楚另一个图像。通常情况下，尽管我仍然看得见，可是我没有深度知觉。我对距离的判断有误，我可能会错误地认为一个支撑物比它的实际距离更近，认为地毯上的图案是可以捡起来的物品，认为地板是一个台阶，或将门廊误认为洞口或无法通过的空间。我也意识不到外界的一切物体实际上比我看到的都要大。这意味着我可能被困在角落里、门后、房间里，不知道怎样出去。当朝想要或喜欢的东西走过去时，我可能因为注意不到路上的大物体和任何挡在我面前的东西，而被绊倒。当我没有看到某样东西时，我不会知道它的存在，所以当我转身想坐下时，我可能不会意识到那里有一把椅子，而是继续走，寻找一个可以坐下的地方。

⬤ 我的手和手指的精细运动能力正在下降。我倾向于用拇指，而不是用其他手指来握住、拿走、携带、擦拭、抓取、捏住并操作物品。我对自己的握力没有很好的判断，如果我不看着某件物品的话，我可能会忘记它还在我手里拿着。

⬤ 我的脚和脚趾正在失去精细运动的能力，但我保留了大动作的功能，也许有运动的欲望，但也有可能产生对摔倒的强烈恐惧。这导致我对于运动既怀有渴望，又因在做运动时缺乏平衡和协调能力，或者由于我害怕跌倒而越来越不爱动。我能够做一些无意识的动作和行动，但如果我需要思考或需要计划一下，我就会有更多困难。当我想不出要做什么或怎么做时，我就很容易被卡住。拉我或推我是非常可怕的，我会感觉你是想让我摔倒或伤害我。我正在失去使用餐具和工具的能力，以及做涉及身体两侧的精细动作的能力，如扣纽扣、拉拉链、用叉子叉东西、自己使用牙刷等。

● 我的嘴唇、舌头和嘴巴的精细运动正在退化。我可以吞咽一口食物或吸吮一杯饮料，但如果是食物和饮料混合起来，我可能会被噎住（汤里有大块的食物或大口食物伴着饮料食用）。我也可能将食物"装进"脸颊，因为我对嘴边的意识较差，不能很好地控制肌肉。我也可能去吸食难以处理的食物，然后吐出来，或者含在嘴里不知道该怎么处理。

除了精细运动能力的丧失，我对身体和大部分来自身体及器官系统传入的感官信息的感知能力也在逐渐减弱，但有部分身体的感知比较敏感。当别人对我做任何事情时，我的嘴唇、舌头（尤其是正前方），手指和指甲，脚底和脚趾，以及生殖器这些地方有强烈的感觉；如果我不理解或不明白，可能会反应过度。

我一般对吃饭不太感兴趣，但可能会更多地吃零食，而不是坐下来吃一整顿饭。

在朝着"红宝石"状态发展时，我的体重往往会下降。我可能会更快地燃烧热量，或者吃东西时更困难。请观察我行为中饥饿或口渴的迹象和信号，我一般无法告诉你，因为我不知道自己的感觉。

　　我可能会受伤，且似乎没有意识到这一点。我可能很痛苦，但由于我的身体意识有限，我不知道哪个部位或什么东西在困扰我，因此，我可能只是看起来更加烦躁或激动。

　　因为一切都在变慢，所以我一次只能处理有限的刺激反应，我需要更多时间，所以我需要你放慢速度，把事情做得更细。

对"红宝石"状态认知障碍人群的照护建议

　　1. 慢下来。我需要更长的时间来弄清楚事情，处理事情，并做出反应。

　　2. 尽可能使用不假思索的方式。我想获得的是节奏、音乐、问候、动作，而不是必须由我发起、选择或排序的细节或具体内容。

　　3. 将任务分解成小的步骤。你需要在任务开始之前考虑清楚。先确定你想在哪一步结束，但记住每次只向我提出一个步骤。

　　4. 努力示范，向我展示你要我做的事情，而不是告诉我或提高音调对我说话。

　　5. 从我现在所处的位置开始，逐渐"换挡"（切换），直到你帮助我达到所需的新运动状态或活动状态。

　　6. 计划好一天的工作，让休息和活动时段保持平衡，并计划帮助我逐步地从一个时段过渡到另一个时段。

　　7. 根据我当时的需要做计划，来管理我的感官和身体环境，以此让我获得安抚或刺激的信号。

　　8. 对于行动，用"手握手下"的技巧指导，然后用另一只手指点方向，以便让我知道要去哪里或你想让我注意什么。

9. 引导和提示我，不要推、拉或强迫我。你越推，我反应越大，越是想给你推回来或抗拒你。

10. 用"手握手下"的技巧靠近、触碰或护理，因为这给我提供了更多对我的大脑有意义的信息，并降低了关键照护区域的敏感性。

11. 用你的声音来参与和鼓励我，但要限制交谈量，尤其是在我试图远离你、远离嘈杂的地方、远离拥挤的空间或活动时。你要愿意和我一起沉默。

12. 用对我有安抚作用的事物（所有感官）帮助我安定下来，用有刺激作用的事物帮助我再次启动。

第二十二章

珍珠

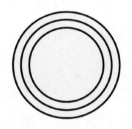

在贝壳里，一层又一层，安静的美
迟来的变化，认知障碍旅程的结束

我的大脑正在失去引领和指导我身体的能力，从行动、交互、处理到响应的控制系统出现故障。虽然我还在这里，但我正准备离开。

就像壳里的牡蛎一样，我隐藏在我的躯壳里。我的身体所做的大部分事情都由条件反射来支配。我的肌肉往往是活跃的，大部分时间处于开启状态。我可能有挛缩倾向且无法解决。

我很容易受到惊吓，而且在快速移动、响声刺激、光线变化、意外触摸等情况下会更加紧张。

我大部分时间都在休息，或似乎对周围世界毫无知觉，但有些时候，我变得警觉和反应灵敏。打开外壳，可以看到我的光芒——珍珠。

我正在努力理解你说的话，如果你只用词语表达，而且音量很大时，我可能会关闭意识并退缩。

我对熟悉的声音、节奏和触摸，以及渐进和轻柔的动作反应最好。

我需要一段时间才能敞开心扉，但我可能会在瞬间关闭意识并消逝。我的平衡能力很差。我可能会不自觉地长时间倚靠或坐在一个位置上。

让我知道你在那里，要帮助我行动，然后逐渐帮我转移位置，这比你因为认为我不清醒、不警觉，所以最好赶紧把事情做完的效果要好得多。

帮助我吃饭是一个很慢的过程，尤其是当我不想再进食时，一切会变得很困难，即便你意识到如果我不摄入更多食物或饮料，我就会脱水或营养不良。

我对食物或饮料不是很感兴趣，而且我开始在协调吞咽和呼吸方面出现问题。如果你试图让我摄取我无法处理的食物，我就会吸气（食物或饮料会进入我的肺部，而不是进入我的胃里）。即使我摄入了这些食物，但我可能无法让这些食物进入正确的部位。我没有咳嗽，并不意味着我没有吞咽问题。有时我的大脑无法识别问题，所以没有作出反应。这意味着我可能会发展成肺炎，并且无法与之抗争。

重要的是要记住，肌肉萎缩和体重减轻对我来说是正常的。我可能会出现伤口且无法愈合，因为我没有足够的蛋白质摄入；我很容易感染，因为我的大脑无法识别感染并产生对抗感染的反应。

要度过你的悲痛期，关键是要接受我的病情是一种"绝症"。你所看到的事情只是我疾病最终的症状。你们所有试图用修复这些"碎片"的努力来抓住我，都不会改变最终结果，因为我的所有系统都在失效。

庆幸的是，我的身体和大脑正在为此做准备。随着我吃得越来越少、喝得越来越少，我的大脑会释放内啡肽。这使我不会感到苦恼或痛苦。当这种情况发生时，我不会感到饥饿或口渴。如果你准备好了，也许能够为我提供的最大反馈是让我知道自己可以离开了。没有你的允许，我可能不能轻易离开你，毕竟在我能够处理信息和给予回应的时刻，我仍然在这个壳里关心着你。

对 "珍珠" 状态认知障碍人群的照护建议

1. 花点时间观察我，在接近之前看看我的情况和状态如何。

2. 确定我的警觉性和意识如何。

3. 如果我不在状态，请用你的声音和手触摸我，以友好和有节奏的方式使我恢复警觉和意识。

4. 如果我在状态，请利用这些时刻与我建立连接和互动，使用视觉、听觉、触觉、嗅觉和可能的味觉等多模式信号，但要慢一点，给我一点时间去接受和处理信息，然后作出回应。

5. 利用我们在一起的时间来陪伴我，而不仅仅是照护我。

6. 当你用一只手做某事时，始终保持另一只手在我的肩、臀、手或背上不动。这样，我就能更好地感觉到你在哪里，也不担心你会走开。

7. 关注我的身体体验，让我有可以享受的时间——紧紧拥抱，抚摸宠物，感受阳光或微风拂面，听到低沉的钟声、吟唱或做最喜欢的祈祷、朗诵诗歌或阅读。利用我似乎很喜欢的气味，示范深嗅的动作，帮助我知道该怎么做。

8. 让我啜饮和品尝，但不要太在意让我吃什么或喝什么。这些食物应该是我喜欢的东西，而不是此时对我有好处的东西。

9. 和我一起说话，就好像我就坐在你身边一样。我就是这样做的。请不要把我当作一个物体或以第三人称谈论我。

10. 创造机会，让我参与和回应，但不要强迫我或对我过于期待。**我正在尽己所能。**

第二十三章

不同宝石的资料补充

蓝宝石 ｜ ⬡

⬤ 为难以完成的任务或个人护理提供身体上的帮助。

⬤ 根据照护对象面临的身体和感官问题而有所不同。

⬤ 如果病情是渐进性的，最好与照护对象开始讨论未来的选择和可能遇到的情况……

⬤ 精心设计更多的视觉、听觉和恰到好处的身体信号，以支持照护对象的身体功能，并弥补其缺失的功能。

钻石 ｜ ◈

⬤ 每日或每周检查其他正在变化或关键的健康问题（新的诊断、药物变化、新的治疗）。

⬤ 对财务状况、药物使用、交通情况、宠物或配偶照护和环境安全的系统进行监控。

⬤ 以符合照护对象知情需求和保持其信息能力的方式进行通

知——稍微提前一点或就在事件发生之前通知。

● 让照护对象感到被珍视，并以照护对象认为可以接受的方式参与互动。

● 可能需要与资深的调解人举行家庭会议，试图帮助家庭中的每个成员处理正在发生的事情和应该做的事情。

祖母绿 | ●

● 日常结构——由于"疲惫"或因不在自己认为的地点和时间而增加的苦恼，因此，照护对象在下午和晚上可能需要更多的支持和指导。

● 提供对照护对象而言，感觉和外观正确的事物。

● 平衡每天的生产、自理、休闲和恢复性计划——在没有帮助的情况下，照护对象无法做到这一点。

● 首先是提供视觉信号，然后是语言信号（非幼稚化语言），确保视觉和语言相匹配——检查照护对象的理解情况。

● 触摸是在照护对象允许的情况下进行的，是友好的，而不是强迫的。

● 需要不止一个照护者——为了所有人能好好休息和保证身心健康。

● 如果照护对象试图在物理上去另一个时间或地点，那么，是时候考虑一个安全的或更密切监视的照护地点了（预测照护对象是否会发生脱逃或游荡的最好判断依据是以前发生过这样的事情——其他预测因素是疾病、任何正在发生的新的或不同的事情、情绪困扰、私自外出的历史）。

琥珀 ｜

全天候监控照护对象的安全和参与照护,提供身体指导和帮助,以完成照护任务,向其提供引导和指导,激发其兴趣或减少其痛苦。

营造一个具有保护性但又能提供积极刺激和体验的环境。

对照护对象的需求和兴趣保持警觉,照护者能迅速、有效地作出反应,而不是对其评头论足或像家长一样监管。

照护对象希望与这样的照护者在一起:能够给予其指导和重新引导,知道停止后重试,向其解释非语言信号和行为,并知道如何在照护对象需要休息时暂停,而不是对照护对象感到沮丧。

在整个白天和晚上,可能在晚上(如果有夜间醒来的情况),提供从刺激到放松的平稳过渡的流程。

需要一个照护者团队,以便每个人都可以休息,并准备好帮助只能活在当下的照护对象。

红宝石 ｜

全天候的身体协助或监督和计划,以满足越来越多的动手需求和身体护理需求,对于那些使用运动技能的照护对象,有时可能需要两个照护者来帮助其移动和提供照料。

根据人的觉醒 – 睡眠节奏进行有条理但灵活的日程安排,有助于照护对象从活跃到安静和从安静到活跃的过渡。

在足够的空间和支持下,允许和鼓励照护对象进行适当的运动和灵活性的锻炼,但要有保护和限制措施,以便在照护对象运动技能消失时能有更安全的选择。

在丰富的感官环境下,利用照护对象的背景和喜好来创造机会,用视觉、声音、触觉、温度、运动、气味和味道吸引照护对象——视情况使用刺激性或安抚性。

　　◯ 在能创造安全感、熟悉感和接受感的地方和空间内提供个性化但平等的参与机会。

珍珠 ｜◯

　　◯ 全天候监测照护对象的需求和护理。

　　◯ 给予照护对象视需要和忍受情况而定的全天候身体照护。

　　◯ 给予响应性照护，使用非语言信号来指导照护对象做什么和怎么做。

　　◯ 根据照护对象的姿势和挛缩情况，提供专门的座椅和睡眠方式选择。

　　◯ 在丰富的感官环境下，以个性化的方式提供照护对象舒适和适当刺激的感觉。

第二十四章

五种积极照护技巧

"手握手下"的技巧

"手握手下"（hand-under-hand）这种引导和协助的技巧为照护者建立了一种奇妙的纽带。这既是一种帮助技巧，也是一种互动方式，能为双方提供保护。它通过友好、舒适、吸引人注意力的身体接触，促进了彼此之间的互动，同时不会显得照护者"无孔不入"或"爱发号施令"。它还为伴有认知障碍的人和试图与之互动或提供支持和帮助的人，提供了一个反馈和沟通的系统。伴有认知障碍的人对话语、任务和物体的理解都会觉得非常吃力、艰难；而照护者虽然知道应该做什么，但苦于找不到合适的话语或手势让照护对象去配合完成所需或所愿之事。"手握手下"的技巧运用了手、眼之间经过大量练习建立的自然联系，为伴有认知障碍的人及其照护者建立了一个闭环。

此外，通过手掌虎口处的抓握以及拇指深压所产生的生理上的本体感受，还可以建立起一种舒适、平和的人际联系。这种手眼联系是婴儿最早建立的感觉－运动回路之一，在我们日常生活中几乎时刻都在使用。运用手掌面，带着照护对象完成所需的动作或运动，实际上是在运用触摸和运动进行交流，不需要语言就可以完成。"手握手下"的使用是多方面的。

● 在问候时，使用"手握手下"的技巧来维持彼此身体的联系，会让照护对象在他们个人空间对你的存在感到更舒服。有了舒适的握手作为前奏，他们就会愿意与你保持亲近。"手握手下"技巧与普通的"握手"有很大的不同，普通的"握手"也许会让人感觉不舒服，而且几秒后就会让人感觉很别扭。通过"手握手下"的方式，你能够判断出照护对象是乐意与你共享个人空间，还是希望你离开他们的个人空间或减少与他们的互动，以免引起其苦恼和不安。如果他们一直试图放开你的手，那就放手，后退几步。他们可能需要休息，或者在那一刻不希望你出现在他们的个人空间（一臂之内）。

● 可以使用"手握手下"的技巧帮助照护对象移动行走（图17）。该方式提供了更大的稳定性和更多的支持，建立了一个反馈闭环。手臂就像引导船只的舵，因此，通过向外或向内旋转前臂，我们可以引导走路的方向。通过向下倾斜前臂，我们可以用身体动作发出在座位上、坐便器上或床上坐下的信号。通过向上倾斜前臂，我们可以帮助照护对象站直。当与指向手势结合使用时，这种技巧可以帮助照护对象在病程晚期移动前行，或者在不熟悉的环境中或在不平整的表面上行走时提供方向指引和安全保障。因为距离照护对象很近，照护者可以很快捕捉到他或她传递出来的关于平衡、协调、恐惧或痛苦的意识，从而作出及时的回应。

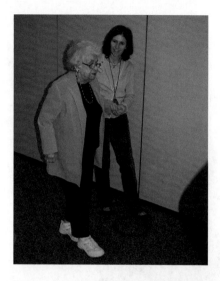 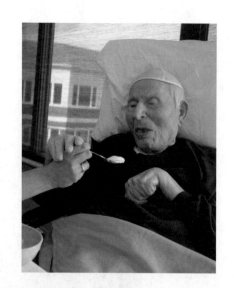

图17 在行动时给予照护对象引导　图18 帮助照护对象顺利完成照护任务

在宝石等级体系的"琥珀""红宝石"和"珍珠"状态，"手握手下"这种技巧是必不可少的。它为照护者提供了一种帮助认知障碍人群理解并执行动作的方法，可以利用照护者的灵活自如来操作工具或器具；同时伴有认知障碍的人仍然积极参与其中，将他们的身体部位向自己的身体移动（手到口、手到胸），就像他们一生都在做的那样（图18）。这种自然的循环不仅增强了认知障碍个体的控制感，还提高了他们的参与感。它为照护者提供了一种了解认知障碍个体偏好、理解程度、参与意愿以及准备状态的方法。它赋予了照护者与认知障碍人群个体共同完成任务的可能性，鼓励他们携手合作，而非单纯由照护者代为完成。

如何问候并建立互动关系

1. 以常规握手的姿势伸出手来（图 19）。

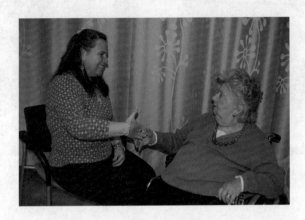

图19 伸手

2. 将握手的姿势改为拇指相扣，用照护者的手握住照护对象的虎口位置。可获得舒适感，建立良好的关系（图 20）。

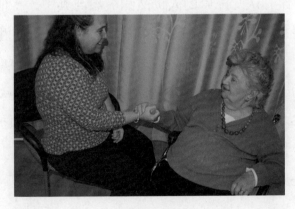

图20 相扣

3. 换成"手握手下"的姿势，让照护对象感到舒适——将照护者的手放在所帮助的人的手的下面（图21）。

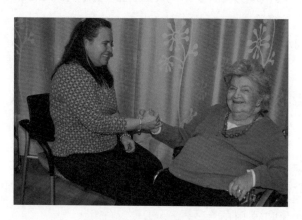

图21　手握手下

4. 把另一只手放在照护对象的手的上面，形成一个"舒适"的"三明治"，以友好的方式鼓励眼神交流和吸引关注（图22）。

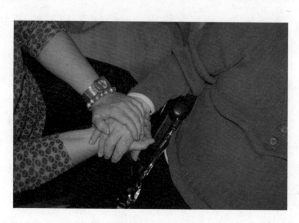

图22　手叠手

适用于认知障碍人群的"积极的身体问候方式"

1. 敲敲门或桌子，引起照护对象的注意，向其发出你要"走近"的信号。

2. 在公共空间和个人空间的分界处停下来，即距离对方1.8米处，获得许可后再进入或走近。

3. 在靠近自己脸的位置把手张开，微笑，要看起来很友好；再给照护对象一个视觉信号，与之进行眼神交流，在靠近脸的位置把手张开是示意眼睛看向这里的信号。

4. 用照护对象喜欢的名字称呼他或她，或者至少说"嗨"，但要避免过于亲昵。

5. 把你的手从自己的脸旁移开，换成问候式握手姿势，这时要确保照护对象注意到你伸出手来准备与他们握手，然后站直，缓步走向前。

6. 从前面走到照护对象身边——走到照护对象中心视线的45°范围内。

7. 缓步走向前，一秒钟走一步，站直，走向照护对象时不要蹲下或身体向前倾。

8. 走向照护对象的右侧，伸出你的手，这时要给照护对象一点时间，他或她或许会看看你的手，再伸出自己的手。如果他或她还在做别的事情，那么你就只是保持伸出手的姿势，不要勉强他或她。

9. 站在照护对象的侧面，与他或她保持一臂距离，这样做是为了尊重照护对象个人空间，表达支持的态度，而不是对抗的态度，但注意不要太靠后，要保持正面的视觉效果。

10. 与照护对象握手，握手时要有眼神交流。

11. 将你的手从与之"握手"的姿势转向"手握手下"的姿势，从而给予照护对象安全感，建立互动关系，并开始发挥作用。

12. 介绍你的名字，打招呼问候："我是×××，很高兴见到你！"

13. 交流时，保持与照护对象一般的高度——如果他或她是坐着的，那你就坐着、蹲着或跪着；如果他或她是站着的，那你就站在他或她身边。

14. 现在，你可以向其传递信息了。

在照护对象情绪低落时，如何走近他或她

1. 如果照护对象情绪低落，要对其表现出关心，而不是非常开心的样子。

2. 让照护对象向你走来，你把身体侧向一边（做出支持性的动作，而非对抗性的）。

3. 如果照护对象是坐着的，而你没有得到允许就进入他们的个人空间，那么应侧身，在距离他或她 1.8 米处弯下膝盖，再次与之问候和握手，并且寻求进入他们个人空间的许可。这个时候，照护对象通常会表示同意（表现出顺从的样子）。

4. 问候之后，尝试以下两个选项中的一个展开交流。

（1）你可以说："听起来你（表现出一种真实的情感或感觉）……"

（2）重复照护对象对你说的话。如果他或她问："我妈妈在哪里？"你可以说："你在找你妈妈啊（停顿一下）……请告诉我你妈妈

的情况……"如果对方说："我想回家！"你可以说："你想回家啊（停顿一下）……请告诉我关于你家的情况……"

与认知障碍人群互动的基本信号

- 敲门，示意你的到来。
- 在距离对方 1.8 米处停下来。
- 问候并微笑。
- 缓步走向前，以握手的姿势伸出手来。
- 从照护对象前面走到其侧面。
- 握手致意，并介绍你的名字。
- 将"握手"的姿势改为"手握手下"的姿势（图 23）。
- 在交流中，与照护对象保持目光平视。
- 态度友好，发表善意的评论或保持微笑。
- 传递你的信息，注意使用简单、简短的语句，态度友好。

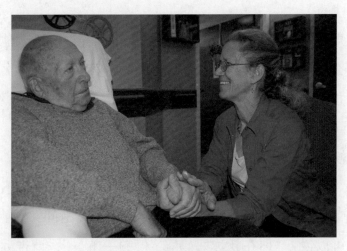

图23　"手握手下"姿势

第二十五章

对照护者说的话

当关心的人患上认知障碍时，这个疾病最终会改变这个患者的所有一切。认知障碍不是一个记忆问题，而是脑功能衰竭。作为照护者，我们有选择。我们可以尝试与疾病作斗争。这一策略的问题是，疾病隐藏在照护对象的身体里，而且照护对象经常感觉我们对他们感到愤怒和不安。我们可以放弃，任由它发生，只看到照护对象正在失去的东西和留下的外壳；或者我们可以选择致力于学习如何放下正在消逝的东西，但在任何时候都要感到庆幸和利用留下的东西。我们可以选择成为这个旅程中的照护者，而不是"护工"，或那些因为"她不再知道我是谁了"而离开照护对象的人。每个人都必须为自己做出选择。你也不能为他人做出选择。

如果你选择成为照护者，这个旅程将是艰难的。可能有的时候会很痛苦，有的时候你需要休息，或者需要一个伙伴。你会犯错。你是人，你不可能第一次就把事情做对，每次都是如此。当你试图为他人着想时，并不总是能按计划进行。认知障碍照护的目标是为最坏的概率做计划，但也要庆祝最好的时刻。

在这种不断变化的情况下，唯一不变的是你对某人作出的一起进入某段旅程的承诺。要做到这一点，你必须随着照护对象理解世界、处理传入的信息和数据、对发生的事情和发生的方式作出反应，甚至在这个世界上生活的能力的改变而改变。

以下几点是必须牢记在心的。

● 很多时候，当我们对某些事情感到惊讶或沮丧时——并不是针对人，而是针对疾病。

● 我们可以用自己所看到的、听到的、感觉到的以及与照护对象相处时习得的经验来指导我们的行为。

● 与我们了解的照护对象互动需要我们的努力，而不仅仅是做许多情况下自然而然的事情。

● 我们必须学会回应，而不是反应——可能有的时候，我们唯一能做的就是停下来，离开这里，重新找回自己……但首先，不要伤害照护对象。

● 要成为成功的照护者，我们需要放下照护对象的过去，如他们本应该是什么，他们本应该如何、我们本应该如何等，活在我们当下就行（图24）。

通过将每位照护对象看作具有巨大价值的珍贵而独特的宝石，我希望这本书能帮助你们每个人在应对这个称为"认知障碍"的挑战中勇敢前进。

——蒂帕

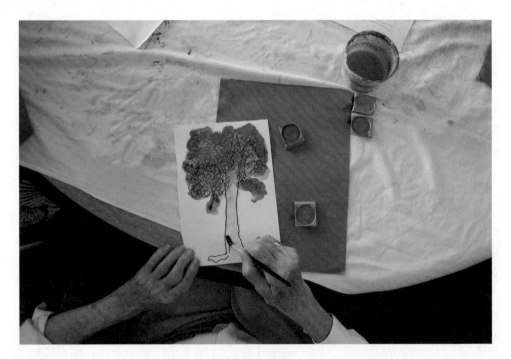

图24　绘画

附录

"积极照护方法"术语

说到大脑，我们可能会认为它是个单一单元。事实上，大脑有许多不同的部分，它们在同时运作，帮助我们学习和驾驭生活。大脑的每个部分都在各司其职，负责接收、发送和（或）分析通过感官接收的数据，将其与过去的经验、知识相结合，再对下一步该做什么作出选择。所有这些时刻都在同时发生着。大脑真的非常神奇！我们正在不断地了解更多关于大脑功能的知识以及与认知障碍相关的大脑变化。

本书中的有些短语你可能不太熟悉，我们在这里简单介绍一下。这些从书中选出来的词语被称为"积极照护方法（positive approach to care，PAC）"术语。

1. 照护者（care partner）：虽然大家更熟悉"护工"这个称呼，但我们更倾向于将其称为"照护者"。这种微妙的变化源于我们的理念——我们支持认知障碍人群，我们是要去帮助他们完成事情或者与他们携手一起完成事情，而不是替他们做这件事情。关系是第一位的，即我们是同舟共济的，我们是合作伙伴。我们所做的一切，最终都是在获得他们的许可下，以某种形式或方式进行的。

2. 宝石状态（GEMS state）：在书中，你会看到对"宝石状态模型"的引用，或者可能有人此刻正处于某种宝石状态。这里有 6 种不同的宝石状态——蓝宝石、钻石、祖母绿、琥珀、红宝石和珍珠。蒂帕创建了"宝石状态模型"，以帮助人们更好地了解存留的身体功能以及在整个认知障碍发展过程中可能需要支持的领域。该模型以艾伦认知量表（Allen Cognitive Scale）为基础。蒂帕创建这个模型的原因是，大多数量表都基于数字系统，而数字有其固有的价值。比如，你想要 1 块饼干还是 3 块？你愿意排在第 1 位还是第 6 位？当我们把认知障碍人群看作处于不同的宝石状态时，我们开始把他们看作有特质的个体，每个人都是宝贵的、独特的、有价值的。是的，他们都是不同的，一个人并非天生就比另一个人好。最重要的是，只要有悉心的照护和合适的环境，每个人都可以像宝石一样熠熠生辉。

3. 认知障碍人群：**重点首先是放在人身上，而不是放在疾病上。** 认知障碍既不是定义人的标准，也不是一种选择。相反，这是认知障碍人群及其周围的人正在学习接受并不断适应的一种状态。

4. 阿尔茨海默病与认知障碍：虽然"阿尔茨海默病"这个词经常被用来代指认知障碍，但它们并不等同。阿尔茨海默病是认知障碍的一个子集。截至本书撰写之时，已知的认知障碍类型、形式和原因有 120 多种。如果某人伴有阿尔茨海默病，那么我们就知道他伴有认知障碍。但是，如果某人伴有认知障碍，那么他的具体情况可能是阿尔茨海默病、路易体痴呆、血管性痴呆，或其他类型、形式和原因中的一种。

后记

　　既然你已经读完本书，那么你有什么想法呢？对于你及周围的人正在经历的事情，你有什么感受和想法？你所接收的内容会如何改变或支持你现在的生活？在继续前行的过程中，你是否发现了任何可能引导或指引你走向一条更好的道路的事物？

　　最后，看一看下面这两块海绵图片，然后把它们想象成两个大脑：一个是健康的大脑，一个是长期伴有认知障碍的大脑（认知障碍进展时大脑体积会缩小）。

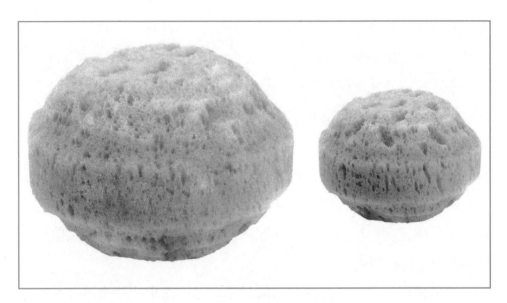

两块海绵

哪块海绵能容纳更多的水？

很可能是更大的那块。

哪个大脑可能能够更好地处理压力？

可能是更大、更完整、更复杂的那个。

哪个大脑可能会对你有帮助？

我认为，这取决于你用它来做什么。

在你的生活中，哪个大脑可能更有趣？

对我而言，这取决于我什么时候对什么感兴趣，以及我的生活中正在发生什么。

每个大脑都有价值吗？

毫无疑问，每个大脑和海绵都有其价值和目的。当每个大脑都有可能提供独特和有价值的东西时，为什么要评判一个大脑与另一个大脑的价值孰大孰小呢？

是否有可能在与任何一个大脑打交道时，都会有愉悦的时刻？

这其实取决于我的情况以及我能够享受什么。

我为什么要给你看这两块海绵？原因是如果你读过这本书，可能无法一下子吸收书中的所有内容。然而，你可能会发现，在任何时候，在专注于你正在尝试做的事情或试图理解的事情的情况下，接收更少量的内容是有价值的。

如果你正在寻找更多内容来满足你自己的需求，那么请考虑查看其他支持资源或选项。

最重要的是，当愿意去寻找我们旨在填补的地方和空间时，我们每个人都有自己的目标和价值。

图书在版编目（CIP）数据

当记忆褪色后：不一样的认知障碍照护指南/（美）蒂帕·斯诺著；雨珂译. -- 上海：上海科技教育出版社，2025.1. -- ISBN 978-7-5428-8289-9

I.R473.74-62

中国国家版本馆CIP数据核字第202409ZE78号

责任编辑　姜国玉　匡志强
装帧设计　杨　静

DANG JIYI TUISE HOU

当记忆褪色后
不一样的认知障碍照护指南
［美］蒂帕·斯诺　著　　雨　珂　译

出版发行　上海科技教育出版社有限公司
　　　　　（上海市闵行区号景路159弄A座8楼　邮政编码201101）
网　　址　www.sste.com　www.ewen.co
经　　销　各地新华书店
印　　刷　上海颛辉印刷厂有限公司
开　　本　720×1000　1/16
印　　张　11
版　　次　2025年1月第1版
印　　次　2025年1月第1次印刷
书　　号　ISBN 978-7-5428-8289-9/R·493
图　　字　09-2024-0882
定　　价　88.00元